님의

드림

첫째판 1쇄 인쇄 | 2023년 7월 1일
1쇄 발행 | 2023년 7월 5일

지 은 이 | 송영애·강경자·박지연·안희정·장순정
발 행 인 | 모형중
편 집 인 | 이민정
북디자인 | 김미진

발 행 처 | 포널스출판사
등 록 | 제2017-000021호

본 사 | 서울시 강북구 노해로8길 22 311호
강북지점 | 서울시 강북구 삼양로 104 1층
전 화 | 02-905-9671 Fax. 02-905-9670

포널스 FORNURSE
www.fornursebook.com

도서 반품과 파본 교환은 본사로 문의하시기 바랍니다.
검인은 지은이와의 합의로 생략합니다.

ISBN : 979-11-6627-433-6
정 가 : 25,000원

간호사가 만드는 의료기기 개발노트

메이드 인 간호사

송영애 외 지음

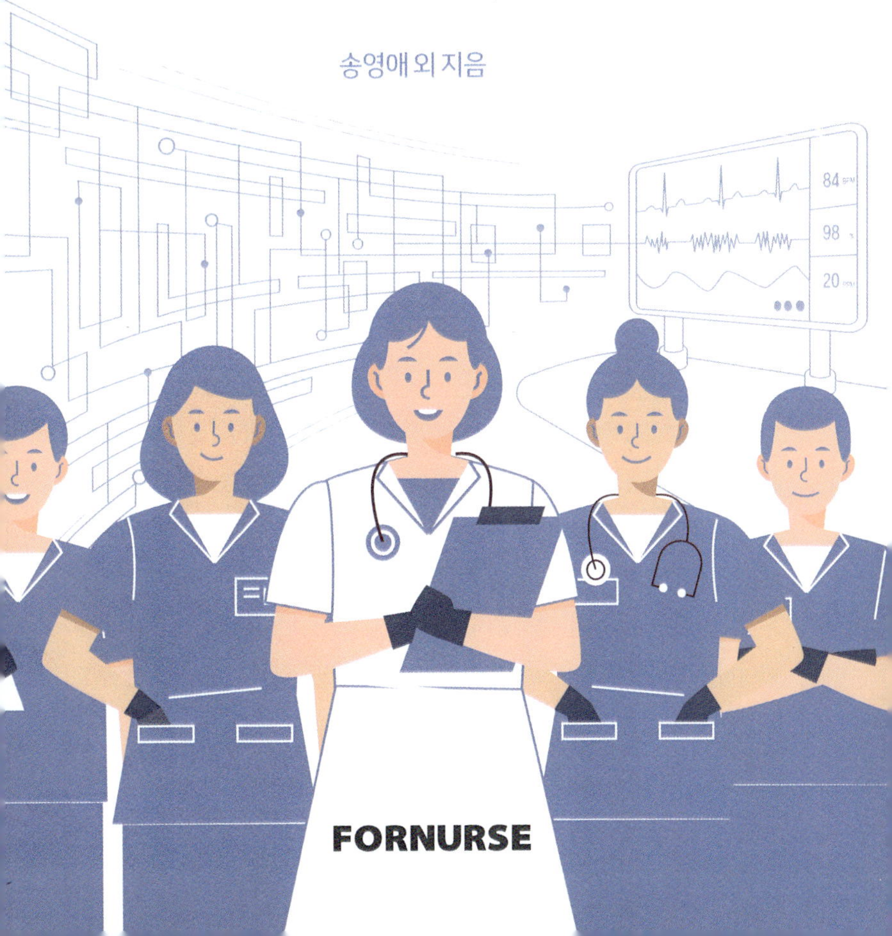

FORNURSE

머리말

처음 책을 내려고 생각했던 것은 2020년 가을 스마트 매트리스 국책 연구를 시작할 때였다. 우리는 간호사로 일하며 우연히 국가 연구 개발 과제인 스마트 매트리스 과제를 기업, 학교와 함께 진행하게 되었다.

당시 주변에서는 간호 현장의 실무 간호사가 국책 연구 과제의 총괄 책임자로서 진행한 것은 이번이 처음이라고 했다. 그동안 의료기기 연구개발은 주로 간호대학 혹은 인접 분야 대학의 교수님들이 진행했기 때문에 실무 간호사가 연구개발 과제의 총괄 책임자로서 잘 진행할 수 있을지 기대 반 우려 반으로 모두 우리 연구팀을 주시했다. 어떤 일이든 처음은 힘들고 어려운데 나도 역시 그랬고, 사명감과 책임감은 충만한데 실제로 뭘 어떻게 할지 잘 몰랐다. 또 간호 분야에서 의료기기 연구개발을 진행한 경험자가 부족하므로 실무적인 도움이나 조언을 구하기가 쉽지 않았다. 그래서 막연하게 처음으로 도전하는 우리 연구팀의 경험을 "기록으로 남겨두면 좋을 것 같다"라는 소망을 마음에 간직하고 있었다.

올해는 연구 과제를 마무리하는 마지막 해이다. 연구를 진행하면서 가장 어려웠던 부분은 지식과 경험의 부족으로 생긴 문제들이었다. "만약 내가 연구개발 과제 진행 경험이 많았다면 이런 문제를 미리 점검하고 잘 준비할 수 있었을 텐데.... 혹은 좀 더 나은 성과를 낼 수 있지 않을까?"라는 생각이 자주 들었고, 다음에 이런 시행착오를 되풀이하지 않기 위해서 기록으로 남겨야겠다는 생각이 더 강해졌다. 또 다른 이유는 미래 간호에 대한 희망과 확신 때문이다. 앞으로 간호 현장에 있는 실무 간호사나 학생들이 의료기기 연구개발에 더 많이 참여하고, 시도한다면 간호 현장이 많이 달라지고 개선될 수 있을 것이다. 우리 연구팀처럼 연구개발 경험이 없는 사람들도 간호 아이디어로 출발해서 의료기기 제품 개발할 수 있다는 용기와 희망을 주고 실제적 도움이 되기를 바라면서 책을 발간하게 되었다.

과학기술을 활용한 생활의 변화는 이제 시대적 화두이다. 시대가 바뀌었고 간호 현장도 변화해야 한다. 4차 산업혁명으로 우리의 생활 방식이 바뀌었고, 코로나19 팬데믹 3년여의 기간을 거치면서 더욱 가속화되었다. 우리 간호 현장도 과학기술 활용과 혁신으로 앞으로 많이 변화될 것이다. 그렇지만 누군가가 대신 우리에게 변화를 가져오거나 혁신해주지는 않는다. 간호 현장의 실무자들이 간호 업무, 간호 현장 개선에 참여해야 진정한 변화가 일어난다. 의료기기 연구개발은 간호 현장의 여러 가지 문제를 개선하려는 아이디어에서 출발해서 제품 개발과 상용화로 이어질 수 있으므로 연구개발이 우리와 상관없는 다른 세계의 일이 아니라 우리 간호계도 도전하고 시도할 수 있다는 점을 관심 있는 분들과 함께 공유하고자 했다.

이 책의 구성은 크게 4개 파트로 구성되었다.

PART1은 간호 아이디어로 시작해서 의료기기 개발로 성공한 사례인 스마트매트리스 연구개발 이야기를 소개한 후 현재 보건의료 환경 변화와 간호 분야에서 개발되는 분야와 의료기기 시장 현황을 소개했다. PART2는 의료기기 개발할 때 중요한 **세 가지, 1.무엇을 2.누구와 3.어떻게** 준비하는지 사례를 통해 중요한 점들을 살펴보았다. 만약 독자 여러분이 독창적이고 연구개발에 성공할 좋은 아이디어가 있다면 어떻게 제품 개발을 할 수 있는지에 과정을 이해할 수 있도록 구성했다. 그리고 전 세계적으로 헬스케어 분야에서 새롭게 연구개발 시도되고 적용되는 다양한 사례를 소개하여 앞으로 간호 분야에서 관심을 가지고 도전 가능한 분야를 살펴보았다. PART3는 의료기기 연구 개발할 때 어떤 준비와 점검이 필요한지 사전 확인 사항을 소개했다. 관련 분야 검색 방법, 지식재산권에 대한 이해 부분으로 이루어졌는데, 지식재산권은 자신의 아이디어에 대한 권리를 보호받는데 필요한 기본 지식을 간단하게 소개했다. PART 4는 개발된 의료기기 제품을 판매하기 위한 등록과정을 인허가와 임상시험 그리고 복지 용구 등록 및 고령친화 우수제품 등록 측면에서 간략하게 소개하였다. 그리고 독자의 이해를 돕기 위해서 본문에서 자세하게 다루지 못한 내용을 부록에서 살펴볼 수 있도록 추가했다.

책을 발간하며 두 가지 점이 우려된다.

첫째, 독자들이 책을 읽기에 어렵지 않을까 하는 점이다. 많은 사람이 의료기기 연구개발의 동반자가 될 수 있기를 바라는 마음으로 스마트매트리스 연구개발 경험에 기반한 입문서 형식으로 책을 발간하였다. 저자들이 여러 번 수정하고 논의하면서 일반인들도 쉽게 읽을 수 있도록 글을 다듬었지만 이러한 노력에도 불구하고 여전히 책의 내용이 어렵다는 점이다. 아무래도 의료기기 개발의 전문성과 프로세스가 일반인에게는 생소한 영역으로 느껴질 것이다. 그렇기에 의료기기 개발에 첫걸음을 떼고자 하는 분들이나, 호기심과 관심이 생겨 이 책에 입문하게 된 분들에게 미리 알려주고 싶다. '너무 어렵게 느껴지는 부분은 과감하게 넘어가도 된다.'

생소할 수 있는 분야에 대한 첫 환기로서 이 책은 그 자체로 의미를 가진다고 할 수 있다. 실제로 연구개발 과제를 진행하는 사람에게나 필요할 수 있는 내용에 너무 얽매이지 않고, 의료기기 연구개발에 관심을 가진 독자라면 그 관심 자체에 집중하면서 이 책을 봐주시기를 바란다.

둘째, 나의 경험 혹은 우리 연구개발팀의 경험을 일반화하기 어려울 수도 있다는 점이다. 우리 연구팀의 개발 경험을 공유한 목적은 친숙하게 접근하기 위한 목적이었다. 앞에서도 언급했듯이 의료기기 연구개발의 구체적이고 전문적인 내용은 법령, 해당 사이트, 각 분야 전문 서적 등을 참고해야 하므로 이 책에서는 입문서 정도로 개요만 알려주고 실제로 개발 경험을 스토리 형식으로 접목해서 일반인도 쉽게 읽을 수 있도록 구성했다. 하지만 우리의 경험을 모든 연구개발의 과정에 일반화하기는 어렵다는 점을 염두에 두면서 읽었으면 좋겠다.

책이 막상 나오려니 두려움이 앞선다. 많이 부족한데 발간해도 될지 그렇지만 출판사와 또한 함께 책을 만들어주신 공동 저자들의 격려와 노력에 한 번 더 용기를 내어 본다.

책 발간을 도와주신 포널스 대표님과 직원분들께 감사드린다.

바쁜 중에도 책 발간을 위해 헌신적으로 노력해주신 공동 저자인 강경자 교수님, 박지연 선생님, 안희정 팀장님, 장순정 선생님께도 진심으로 감사드린다. 국책 과제 진행 중에도 나의 부족한 부분을 도와주고 지원해주신 분들로 이분들이 없었다면 연구개발 과제를 진행하기 어려웠을 것이다. 이분들을 만나서 연구개발 과제를 무사히 마칠 수 있었던 것도 정말 감사한데 마지막까지 이렇게 책자 발간에도 함께 해주셔서 무사히 책도 발간할 수 있게 되었다.

마지막으로 항상 내 곁에서 어려울 때나 힘들 때 희망과 격려를 아끼지 않았던 소중한 가족들에게 감사드린다.

추천글

돌봄의 과학(Caring Science), 간호학이 달라지고 있다.

디지털 대전환, 산업 문명이 디지털 문명으로 전환되면서 돌봄의 과학(Caring Science), 간호학이 달라지고 있다.

디지털 문명 전환은 석기시대가 청동기 시대로 바뀌는 것과 유사하나 변화의 속도는 비교도 할 수 없이 빠르므로 당연히 새롭게 틀을 짜고 변화해야 한다. 디지털 기술에 의해 급속도로 전개되고 있는 혁명은 불과 몇 년 사이 블록체인에서 메타버스로 또 ChatGPT로 진화하고 있다. 머뭇거리면 청동기 시대에 접어들었음에도 돌만 계속 다루고 있는 쓸모없는 조직이 될 수 있다. 그렇다면 간호, 간호학의 혁신은 어떻게 무엇부터 시작할 수 있을까?

"메이드인 간호사"는 이 물음에 답을 줄 수 있는 가뭄 속 단비 같은 반가운 책이다.

저자는 의료기기는 환자와 간호사들이 원하고 간호 현장에서 바로 사용할 수 있어야 한다는 신념으로 스마트매트리스를 개발하는 국책연구과제에 책임연구자로 3년간 연구를 진행하며 간호 아이디어가 제품개발 과정을 거쳐 시장에 판매하는 데까지 어떤 절차를 거치는지 단계별로 생생한 정보와 경험을 모아 책을 구성하였다. 현직 간호사로 일하면서 간호 아이디어를 토대로 연구를 수행하고 현장에서 활용하려고 시도한 것도 놀라운 데 독자들에게 '나도 아이디어가 있다면 이렇게 한번 해 볼까?'라는 용기를 주기 위해 책까지 출판하다니 간호학의 혁신을 위한 도전이 반갑고 간호학의 미래를 꿈꾸게 되었다.

간호사의 이미지에 대한 논의와 개선을 위한 노력이 이어지고 있지만, 일반 대중매체에 비친 간호사의 이미지 1순위는 '환자를 위해 희생하고 헌신하는 의료인'(20.4%)이다. 10년 뒤 간호사의 이미지는 다르지 않을까? 스마트폰이 처음 소개된 것이 겨우 10여 년 전이며 스마트폰의 폐해도 많지만, 이제는 스마트폰 없이는 일상생활이 힘들어졌다. 지금부터 다시 10년이 지나면 우리 삶은 과연 어떤 모습일까? 하루하루가 달라지고 있다. 디지털 헬스케어, 스스로 건강을 관리하는 예방과 소비자 중심으로 건강관리 패러다임이 변화하고 있다. 간호도 예외가 아니고 혁신의 요구를 균형 있게 받아들여야 한다. "미래를 예측하는 가장 좋은 방법은 미래를 창조하는 것"이라는 피터 드러커의 말처럼 이 책의 저자들은 임상 간호사로서의 경험을 토대로 10년, 50년, 100년 후 간호의 미래를 창조하기 위한 첫걸음을 시작하였다. 간호 아이디어가 제품개발 과정을 거쳐 시장에 판매하는 데까지 어떤 절차를 거치는지 뿐 아니라 그 과정에서 필수적으로 섭하게 될 핵심 개념을 알아보았으며, 저자의 의료기기 연구개발 경험을 바탕으로 몇 가지 노하우를 제시하고 첨언도 포함하였다.

책을 읽고 난 후 간호의 혁신, 간호사들의 도전을 갈망하는 저자들의 목소리가 마음 한 켠에 자리 잡았다. 돌봄의 과학, 간호학의 변화를 실감할 수 있었고 디지털 헬스케어에 앞장서는 간호학의 미래를 설계할 수 있었다.

"이제 독자 여러분에게도 자신 있게 말할 수 있다. 쉽지는 않지만 불가능한 일은 아니라고. 지금도 간호 현장에는 연구개발 과제로 발굴되지 않은 많은 간호 문제들이 바닷가의 진주처럼 여러분이 발견해주기를 기다리고 있다."

박연환
서울대학교 간호대학장

Contents

PART 4 구현 *의료기기 연구개발과 판매*

글을 마치며

부록

참고문헌

PART.1

도전

간호와 의료기기 개발

1. 간호 아이디어에서 의료기기 연구개발 이야기
2. 간호와 의료환경 변화
3. 의료기기 시장 현황

01
간호 아이디어에서 의료기기 연구개발 이야기

1. COVID-19 드라이브스루 검사방법에서 얻은 아이디어

2020년 그해는 유난히 간호사의 근골격계 질환이 많았다. 사실 대부분 간호사는 직업병처럼 근골격계 질환을 어느 정도 달고 산다고 해도 과언이 아니다. 근골격계 질환은 일종의 '간호사의 직업병'이라고 할 수 있다. 간호사는 일하는 종일 뛰어다니고, 거동이 불편한 환자를 돌보기 때문에 육체적 부담이 정말 심각하다. 업무가 일단 시작되면 바쁘고 쉴 틈이 없어 아픈 줄 모르다가도 일이 끝나면 온몸이 성한 곳이 없을 정도로 여기저기 많이 아프다. 특히 무의식 혹은 운동기능 마비를 동반한 환자를 돌보는 간호사는 환자 이동 보조, 체중 측정, 욕창 예방을 위한 자세 변경 간호 업무를 해야 하므로 매우 심한 육체적 부담을 느끼게 된다.

우리는 병원 간호사로 일하면서 병동, 외래, 중환자실 등 다양한 곳에서 환자 간호를 경험했다. 그러다가 우연히 2015년부터 2018년까지 정부 연구개발 과제인 간호 로봇시스템 개발에 참여하면서 첨단과학 기술을 활용하여 간호 현장의 업무를 개선할 수 있다는 것을 알게 되었고 실제로 여러 가지 제품을 연구 개발하기 위해 노력했다. 현장의 간호사 업무 중에 특히 육체적 부담이 많은 업무나 반복적으로 확인해야 하는 비부가가치 업무는 로봇시스템 등을 활용하여 도움을 받을 수 있고 간호 업무를 효율화시킬 수 있다. 해외에서는 이미 그런 제품이 많이 나와서 활용되고 있고 우리나라도 이제는 IT 강국이라는 세계적 명성에 맞게 과학기술을 보건의료 분야에 많이 활용하고 있지만, 당시는 로봇시스템을 간호 현장에 활용한다는 개념이 생소한 시기였다.

2015년 간호 로봇시스템 국책 과제에 참여했던 당시 상황은 2014년 세계경제포럼인 다보스 포럼에서 4차 산업혁명이 선언되고 국가적으로 과학기술 활용이 큰 화두였던 시기였다. 보건의료 분야에서도 관련 연구개발이 많이 진행되었다. 우리나라 정부에서도 간호간병 서비스 제도를 확대하면서 간호사의 업무 부담을 경감하고 간호 현장을 개선하는 데 관심이 많았기 때문에 간호 로봇시스템 연구개발에 기대가 컸다. 그러나 큰 기대와 달리 실제로 현장에서 활용할 수 있는 제품은 없었다. 제품 개발은 했지만, 상용화, 사업화에는 성공하지 못해서 연구개발 과제가 종료되고 결과적으로 현장에서 활용할 수 있는 제품이 없어서 매우 아쉬웠다.

간호 로봇시스템 개발 과제를 참여한 이후 두 가지 변화가 생겼다. 하나는 과학기술을 활용한다면 간호 현장이 많이 개선될 수 있을 것이라는 확신이 생겼고 미래의 간호, 보건의료의 방향에 대해 눈을 뜨게 되었다는 점이다. 둘째는 간호 현장에서 발생하는 여러 가지 문제를 과학기술로 해결 가능한지 고민해보게 되었다는 점이다. 간호 현장의 어려운 문제를 접하게 되면 "이것을 과학기술을 활용하여 개선하면 어떨까?" 라고 항상 고민하였다. 간호사의 업무 중에 육체적 부담이 많은 업무, 반복적인 확인이 필요한 업무 등은 현재의 과학기술을 활용한다면 많이 개선할 수 있다고 생각하게 되었고 그런 제품이 실제로 간호 현장에서 활용되지 못해서 매우 아쉬웠다.

2020년은 유난히 인공신장실에서 간호사의 병가가 많았다. 근골격계 질환으로 간호사 16명 중 8명이 병가를 받아서 부서가 원활하게 운영되지 못할 정도까지 되었다. 인공신장실 인적 자원관리에 심각한 문제가 발생하였기에, 병원 차원에서 문제해결을 위해 면밀히 원인을 파악해야만 했다. 인공신장실 간호사의 근골격계 질환 원인은 대부분 업무 특성과 관련이 있었다. 거동 불가능한 환자의 체중 측정을 위해 여러 명의 간호사가 힘을 합쳐 환자별로 2번씩, 투석 전후로 체중을 측정해야만 했다. 환자의 체중을 감당하기 위해 하루에 몇 번씩 허리를 숙이고 관절을 꺾어야 했기에 근골격계 부담이 많을 수밖에 없는 업무환경이었다.

2020년은 코로나19 팬데믹 상황으로 전 세계가 비상 상황이었고 최첨단 과학기술을 의료에 적용하는 것이 시대의 화두였다. 비대면 비접촉 기술을 의료분야에 적용하여 감염병에 효과적으로 대응하기 위해 모두 노력하던 시기였다. 드라이브스루 기술을 이용하여 코로나 검체 채취를 하는 장면이 연일 방송되며 주목 받고 있었다. 우리는 그 방송을 보면서 번개처럼 아이디어가 떠올랐다. 인공신장실 환자의 체중 측정도 드라이브스루 방식으로 하면 어떨까?

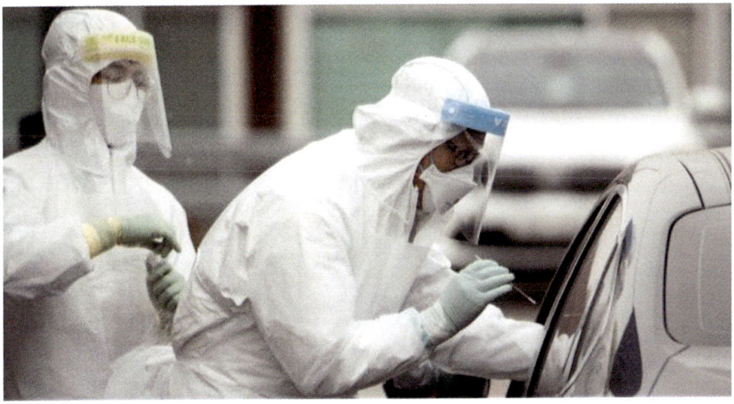

〈출처:https://www.bbc.com/korean/news-55291426〉

2. 간호사를 위한 의료기기 부족 : 간호사를 도와주는 제품 정말 너무 없다!

드라이브스루 기술을 신실에서 활용하면 어떨까?

즉 매트형 체중계를 바닥에 깔고 침대가 지나가면 체중이 측정되는 기계가 있다면 굳이 환자를 체중계에 들어 올려서 측정할 필요가 없으므로 간호사의 근골격계 업무 부담 감소뿐 아니라 환자에게도 많은 장점이 있다고 생각했다.

그래서 수소문 끝에 매트형 체중계를 해외에서 소개받아서 구매하게 되었다. 병원 관계자 여러분들과 나의 상사인 간호본부장님을 설득하고 드디어 매트형 체중계가 병원에 들어왔다. 그런데 체중계를 사용하지 못할 정말 심각한 상황이 일어났다.

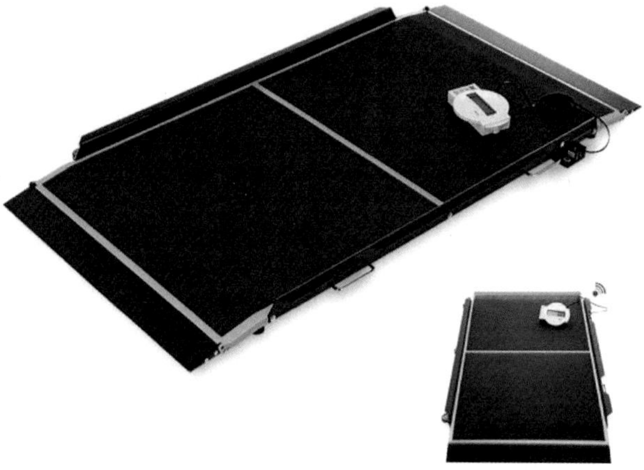

〈출처:http://itempage3.auction.co.kr/DetailView.aspx?itemno=B815750479〉

체중계의 길이가 침대 길이보다 10센티미터 정도 부족해서, 기대했던 것처럼 침대채로 체중을 측정할 수는 없는 구조였던 것이다. 아아 이를 어쩌나? 매트형 체중계는 한 번 들여오면 반납이 어려운 데다 600만 원 이상의 고가 제품이었기 때문에(사실 별로 비쌀 이유도 없는 것 같은데 이렇게 비싼 이유는 또 무엇인가?) 이 상황을 어떻게 수습해야 할지 정말로 식은땀이 등에서 줄줄 흐르는 느낌이었다. 비싼 물건을 설득해서 들여왔는데 결국 사용할 수 없다니 해결 방안이 떠오르지 않았다. 다행히 수소문 끝에 그 체중계는 대동물 실험센터에서 돼지 몸무게 측정용으로 용도 변경하여 인수인계하는 것으로 마무리되었다. 그 과정에서 물건을 검색하고 찾아서 추천해 주신 선생님, 결국 물건을 사용하지 못해 다른 부서에서 물건을 인수하도록 노력해주신 선생님들, 도움으로 이 에피소드는 잘 마무리되었다.

우리는 이 과정을 겪으면서 너무 허탈했다. 세상에 별것도 아닌 체중계가 이렇게 구하기 어렵다니, 그렇게 어려운 기술력이 필요한 것도 아닌데, 최첨단 과학기술 혁명 시대에 간호 현장의 문제를 도와줄 아주 간단한 물건조차도 정말 없어도 너무 없고 심각하게 부족하구나….

우리는 지금 2023년 최첨단 과학기술 혁명으로 우주여행 패키지 상품이 나오는 그런 시대에 살고 있다. 하루가 다르게 발전하는 과학기술을 바탕으로 인공지능, 로봇 등을 활용하여 보건의료 분야도 과거와는 비교할 수 없을 정도로 비약적으로 발전하고 있다. 커피를 만드는 로봇, 그림을 그리고 사람처럼 답하는 인공지능, 버튼 하나로 모든 것이 인터넷으로 연결되는 초연결 사회, 비대면 기술 발달로 직접 만나지 않고도 전 세계 사람들과 소통할 수 있는 그런 세상에 살고 있다. 보건의료 분야에서 과학기술은 비약적으로 발전하였다. 로봇이 수술하고, 유전자 정보로 건강을 관리하며, 의사를 직접 만나지 않고도 원격 진료가 가능하고 인공지능 의사가 질병 진단을 보조해 주는 그런 세상이다.

그러나 간호 분야에서는 유독 과학기술을 적용한 제품 개발이 늦은 편이다. 1992년 우리가 신규간호사로 일할 때 수행했던 간호 업무들은 그다지 달라지지 않았고 여전히 같은 방식으로 수행되고 있다. 최신 과학기술을 응용한 간호 물품이 왜 간호 현장에는 별로 없을까? 심지어 거동이 어려운 환자의 체중 측정을 도와주는 물건조차도 말이다.

이런 경험을 하소연하듯 이야기 할 때 우리병원 연구 행정팀에 근무하시는 선생님께서 제안을 해주었다. 그러니까 간호 현장의 문제를 가장 잘 아는 간호실무자가 간호간병제품 연구개발을 해야 한다고 말이다. 자석에 끌리듯이 그렇게 사명감만으로 의료기기 연구개발 과제에 빨려들게 되었다. 우리는 그동안 간호 현장의 문제를 누군가 해결해주겠지 하고 기다리는 수동적인 입장이었다. 하지만 우리 간호 현장의 문제는 어려움을 느끼는 실무자가 스스로 해결해야지 진정한 변화와 개선이 이루어진다고 비로소 생각하게 되었고, 그리고 기다리지만 말고 한번 시도해 보자는 마음으로 2020년 범부처전주기의료기기 연구개발 사업에 도전하게 되었다. 간호사들이 육체적 업무 부담을 많이 느끼는 체중 측정과 자세 변경 업무만이라도 기계의 힘을 이용하여 바꿔보자 하는 마음으로.

3. 미개척 분야 : 간호 아이디어로 의료기기 제품 개발 도전 가능

그렇게 우리는 의료기기 연구개발 과정에 참여하게 되었다. 불행인지 다행인지 2020년 처음으로 여러 정부 부처가 하나로 통합하여 범부처전주기의료기기 연구개발 사업을 추진하게 되었고 스마트매트리스 연구개발 과제는 간호 분야 첫 번째 과제로 멋지게 스타트를 장식했다.

"무식하면 용감하다."라는 속담처럼 사실 아무것도 모른 채 스마트매트리스 과제를 도전하여 책임연구자가 되었고 이후에 연구개발 과제를 진행하면서 정말로 많은 어려움을 겪었다. 지금 돌이켜 생각해 봐도 스마트매트리스 연구개발 과제가 국책 과제로 선정된 것은 기적 같은 일이라는 생각이 든다. 아마도 그때 과제에 도전해보라고 제안해주시고 과제 준비에 필요한 여러 가지 실무적인 도움을 주신 분들의 도움이 없었다면 이런 분야가 있는 줄도 모르고 지냈을 것이다. 또한 그 해는 코로나19 대응으로 간호계가 정말 너무나 바쁘고 힘든 상황이었다. 그 와중에 스마트매트리스 국책 과제를 책임자로서 이끌어야 했기에 이중으로 고달팠다. 하지만 당시에는 간호사를 위해 제품을 개발한다는 생각에 기쁜 마음과 책임감으로 가득 차서 힘든 줄도 몰랐고 잘 해보려는 마음뿐이었다.

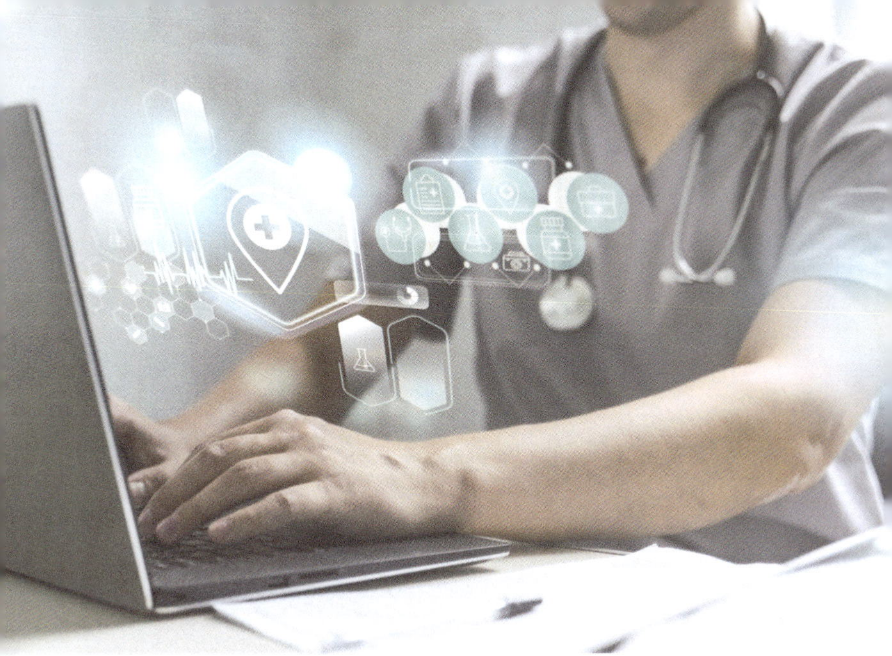

스마트매트리스 국책 과제는 체중 측정과 자세 변경이 자동으로 되고 심박과 호흡이 비접촉 방식으로 매트리스의 센서에서 측정되어 간호사와 환자를 도와주는 제품이다. 사실 아주 간단한 제품으로 4차 산업혁명 과학기술을 간호 분야에 적용했다고 거창하게 얘기하기에는 뭔가 조금 부족한 부분이 있다. 대단한 기술력도 아니고 첨단 분야도 아니다. 그렇기에 단계 평가에서 어떤 심사위원께서는 도대체 무엇이 스마트하냐? 라고 질문을 하시기도 했다. 이런 부족한 부분에도 불구하고 과제가 선정될 수 있었던 까닭은 간호실무자의 현장 경험과 제품 개발에 대한 진정성과 열정 그리고 실현 가능성 등이 강점으로 크게 작용 한 덕분이지 않았나 싶다.

간호 현장에는 비단 체중 측정만이 아니라 개선할 여지가 있는 수없이 많은 문제가 있다. 다만 이러한 문제가 연구개발로 연결되지 않았을 뿐이다. 의료기기 연구개발은 간호 분야에서 가지 않은 길, 미개척 분야라고 생각한다. 그러므로 앞으로 많은 간호사가 이 분야에 대해 도전하고 참여한다면 정말로 많은 혁신과 발전이 이루어질 수 있을 것이다.

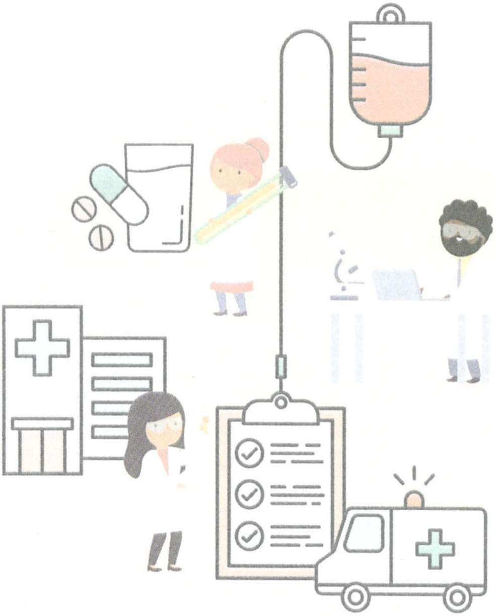

02
간호와 의료환경 변화

1. 간호와 과학

간호와 과학, 과학적 간호 제공이라는 말은 간호계의 오래된 화두이다. 나이팅게일 시대부터 간호사는 과학적으로 환자 간호를 제공하기 위해 노력해왔다. 나이팅게일은 크림전쟁 부상자들의 간호를 위해 신체적 질환 외에 건강회복에 적합한 환경을 제공하였고 과학적 간호의 기본 토대를 마련하였다. 간호의 기본 철학이 인간 중심의 과학에 근거하고 있고 간호사는 기본적으로 환자의 건강 문제에서 과학적 문제 분석과 해결 방법을 찾고자 하는 저력을 갖고 있다. 따라서 최근 과학기술을 활용한 보건의료 분야 변화의 흐름에 맞추어 간호 분야에서도 많은 변화가 기대된다.

4차 산업혁명으로 과학기술의 발전은 빠르게 우리 생활을 변화시키고 있다. 지난 3년여간의 코로나19 팬데믹은 과학기술을 활용한 일상생활 변화를 더욱 가속화시켰다. 이제 우리는 첨단 과학기술을 활용하지 않고는 산업도 학교도 병원도 운영하기 어려운 세상이 되었고, 이러한 변화는 보건의료 분야에서 특히 두드러진다. 수술, 진단, 치료 등에서 로봇, 인공지능, 사물인터넷, 원격의료 등이 가시화되었고 감염병 대유행 시기를 겪으며 더욱더 거세게 확대되었다.

그러나 다른 분야와 비교해서 과학기술을 활용한 간호 업무개선, 서비스 개발 등이 미진한 편이다. 특히 간호 현장의 실무 간호사나 간호 학생들의 아이디어가 연구개발로 이어져 좋은 제품이 만들어진 사례가 매우 부족하다. 여러 가지 이유가 있겠지만 의료기기 연구개발 과정이 복잡하고 여러 단계를 거쳐야 하며 아직 간호 분야에서 축적된 경험이 부족한 점이 가장 큰 이유라고 생각된다. 또 다른 이유는 의료기기 연구개발의 특성상 간호 현장의 좋은 아이디어가 의료기기로 개발되어 현장에서 활용되는 제품이 되기까지는 거쳐야 할 여러 단계가 있고 각 분야의 전문가가 팀을 이루어서 협력해야 하는데 이 과정이 쉽지 않다는 점이다. 간호 현장의 전문가, 학교 연구팀, 기업 생산자 등이 함께 팀을 이루어 유기적으로 협력하고 개발된 제품에 대해 사용자의 의견을 피드백하는 과정은 매우 중요하고 필수적이다. 마지막으로 간호실무자들의 업무개선 아이디어가 실제 연구개발로 연결되지 못했고 무엇보다 실무자의 참여 부족이 가장 큰 원인이다.

"하늘은 스스로 돕는 자를 돕는다."라는 속담처럼 간호 현장의 변화는 문제 해결의 당사자가 스스로 해야 한다. 앞으로 간호 현장의 실무자, 간호 학생, 간호교육자가 관심을 가지고 함께 고민하고 참여하고 노력한다면 현장도 많이 개선될 수 있을 것이다.

한·줄·정·리

아직은 간호 분야에서의 과학기술 활용이 활발하지 못하고, 간호 현장의 아이디어가 좋은 제품으로 이어지는 경험이 부족하다. 간호 현장 실무자, 간호 학생, 간호교육자들과 함께 좋은 의료기기 제품이 개발될 수 있도록 노력이 필요하다.

2. 디지털 · 스마트화와 간호

코로나19 팬데믹을 거치면서 사람들은 건강에 대한 관심과 스스로 건강을 관리하려는 욕구가 증가하였다. 이전에는 부정적으로 여겨졌던 비대면 건강관리 서비스도 이젠 거부감 없이 받아들인다. 이런 변화들은 지금까지의 건강관리 패러다임을 바꾸고 의료환경의 디지털 시대로의 전환을 가속화시키고 있다. 보건의료 분야와 4차 산업혁명 기술 융합및 활용 추세는 더욱 빨라지고 있는데 인공지능(AI), 사물인터넷(IoT), 로봇 기술, 가상현실(VR), 정보통신기술(Information Communication Technology, ICT)이 가장 크게 관심받고 있는 영역이다. 보건의료 분야에서 일어나고 있는 이러한 변화는 한마디로 디지털화, 스마트화로 요약된다.

구체적으로 디지털 전환으로 인한 의료 서비스 변화가 간호 분야에 어떤 바람을 불러일으킬 지 살펴보자. 향후에 우리 사회에서 정말 필요로 하는 서비스가 무엇인지, 그리고 간호 서비스는 어떻게 달라질 것인지를 생각해 보았을 때 두 가지 측면에서 변화를 고려해 볼 수 있을 것이다.

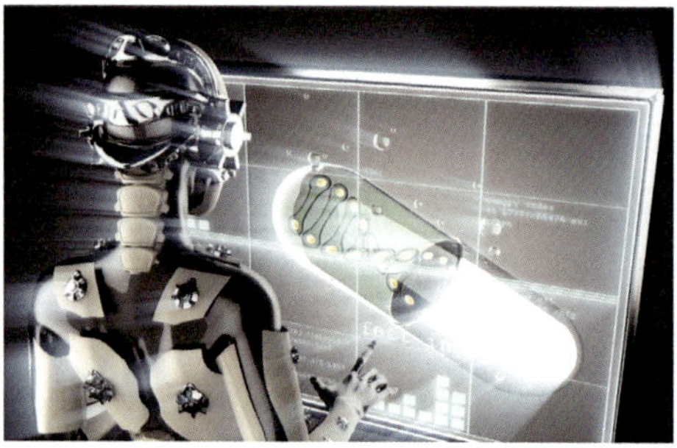

〈출처:https://www.aitimes.com/news/articleView.html?idxno=140886〉

첫째, 간호 제공자로서 간호 업무와 환경개선이 필요하다. 간호실무자들은 과학기술을 활용하여 업무를 지원받을 수 있는 분야로 1. 측정 및 관찰 관련 간호 업무 2. 육체적 간호 업무 지원 3. 환자 안전 관련 간호 업무(낙상 예방, 안전 라운딩)를 원하고 있다고 응답했다〈표 1-1〉. 그리고 간호 업무에서 과학기술 활용에 대해 긍정적인 태도를 보여주었다. 이를 고려하였을 때, 앞으로 스마트, 디지털 전환의 시기에 간호 분야에서는 과학기술을 활용하여 위의 3가지 간호 업무를 지원해주는 제품 개발이 중요하고 시장에 나왔을 때 성공할 가능성도 클 것임을 예상할 수 있다.

〈표1-1〉 간호 로봇시스템 활용에 대한 요구도 조사 결과

Rank	All participants (N = 302)	Integrated nursing care services: Trial centre (+) (N = 70)	Integrated nursing care services: Trial centre (-) (N = 232)	Hospital level (tier): Secondary (N = 272)	Hospital level (tier): Tertiary (N = 30)
1st	Measuring/ monitoring	Mobility/activity Safety care	Measuring/monitoring	Safety care	Measuring/monitoring
2nd	Mobility/activity		Mobility/activity	Mobility/activity	Mobility/activity
3rd	Safety care	Measuring/monitoring	Safety care	Measuring/monitoring	Safety care
4th	Urination/ excretion	Urination/excretion	Urination/excretion	Urination/excretion	Urination/excretion
5th	Hygiene care	Hygiene care	Hygiene care	Other nursing services	Hygiene care
6th	Counselling/ education	Counselling/education	Counselling/education	Hygiene care	Counselling/education
7th	Other nursing services	Other nursing services	Other nursing services	Counselling/education	Other nursing services
8th	Management (patient and information)	Management (patient and information)	Management (patient and information)	Nutrition care Management (patient and information)	Management (patient and information)
9th	Nutrition care	Nutrition care	Nutrition care		Nutrition care
10th	Dressing	Dressing	Dressing	Dressing	Dressing
11th	Communication	Communication	Communication	Communication	Communication

둘째, 간호 대상자 측면에서 서비스 유형의 변화이다. 전통적인 보건 의료 서비스의 변화가 예측된다. 대표적으로 비대면 진료, 소프트웨어 치료제 및 건강관리 앱 활용, 병원/가정/지역사회 건강관리 서비스의 통합, 로봇시스템을 활용한 건강관리 제공 등이 있다. 앞으로 인구의 고령화와 함께 일상생활을 스스로 할 수 없는 대상자가 지속적으로 늘어날 것이고 병원 외에 가정이나 사회에서 대상자가 스스로 일상생활을 할 수 있도록 도와주는 제품이나 서비스가 필요할 것이다. 만성 질환의 증가로 치료와 관리가 모두 가능한 서비스가 병원과 가정, 지역사회에서 함께 통합된 형태로 최근 많이 개발되고 있다. 간호사는 돌봄 대상자를 24시간 돌보고 함께 있으므로 이들에게 필요한 서비스를 가장 잘 개발할 수 있는 잠재적 역량을 가지고 있다. 그러므로 앞으로 간호 분야에서 이 영역의 연구개발에 참여하고 활성화한다면 좋은 제품과 서비스 모델이 나올 것으로 기대된다. 구체적인 이와 관련된 서비스 사례나 제품에 대한 소개는 앞으로 PART 2~3장 개발사례 엿보기에서 자세하게 살펴볼 것이다.

한·줄·정·리

4차 산업혁명을 대표하는 키워드 : 보건의료 현장의 인공지능(AI), 사물인터넷(IoT), 로봇 기술, 가상현실(VR)의 적용 근거가 많아지고 있으며, 건강관리 시장에서 간호 서비스의 디지털·스마트화가 매우 빠르게 진행 중이다.

3. 간호사 개발의 문을 두드리다.

4차 산업혁명 시대 보건의료 현장의 변화를 생각하면 어느 때보다 간호 영역에 부는 혁신의 바람을 크게 느끼게 된다. 간호사는 질병의 치료를 돕고 건강을 책임지며, 생애 전 주기의 대상자에게 신체, 정신, 사회, 영적 측면의 건강증진을 위해 역할을 다하는 직군이다. 특히, 코로나19 감염병 대처를 하는 과정에서 간호사의 역할과 활약을 보면서 많은 사람들이 간호 직군에 대해 다시 생각하고 중요성을 깊이 느꼈을 것이다. 그렇다면, 앞으로 펼쳐질 미래 의료환경 변화 속에서 간호사들은 보건의료 인력으로서 어떤 역할을 담당해야 할까? 시대가 요구하는 환경의 변화와 국가 정책의 흐름을 읽어내고 그에 맞는 역량을 발휘하는 것, 개척정신 함양, 무엇보다 새로운 건강관리 서비스 창출을 위한 노력이 계속되어야 하지 않을까 싶다.

정부는 포스트코로나 시기 산업 종합전략의 일환으로 스마트 헬스케어를 기회 산업으로 정의하고 투자를 확대하고 있다. 4차 산업혁명 기반의 다양한 기술을 활용한 생활밀착형 돌봄 조성, 활동감지 센서 등을 활용한 응급안전 안심 서비스, 보건소 대상 AI, IoT 기반 건강관리사업 확대와 같이 스마트 기술을 활용한 돌봄 확산에 대해 강조하였다. 그리고 고령 친화산업과 연계한 돌봄 로봇처럼 복지기술(welfare technology) 연구지원을 강화하고 노인복지관 · 요양시설 등을 리빙랩으로 지정하는 등 돌봄 기술

개발 지원 등에 대한 구체화된 정책 내용을 발표했다. 이러한 추세에 따라 미래에는 건강교육과 상담, 노인의료 분야, 건강 관련 제품 개발과 IT와 간호기기 개발 등이 서로 융합되어 하나의 서비스로 제공되는 형태로 발전할 것이고 간호사가 이 과정에서 서비스를 제공하는데 있어서 큰 역할을 할 것으로 기대된다. 이런 상황을 반영하여 일 보고서에 의하면, 미래 간호학문 발전을 위한 보호 육성 분야로 간호기기 및 IT 개발, 간호 업무 효율화 등을 제시하기도 하였다. 간호전문직 발전 측면에서 관심을 기울여야 할 주제로 제시한 간호기기 및 IT 개발 연구영역에서는 생체신호 파악을 위한 웨어러블 디바이스와 치매 환자 모니터링용 로봇개발을 주목했다. 간호업무 효율화 영역에서는 기기, 컴퓨터, 로봇을 활용한 간호업무구축 프로그램 모델 개발 등을 살펴볼 수 있다.

앞으로 간호사들은 보건의료 환경변화에 따른 정책 변화에 관심을 갖고 이에 대한 준비와 역할의 전환이 요구된다. 디지털 헬스케어가 잘 실현되기 위한 전제로 의료기기의 발전이 매우 중요한 영역이 될 것이다. 간호사들은 의료현장의 경험을 기반으로 새로운 아이디어를 가질 수 있는 주체이며, 현장에서 의료기기 또는 의료 용품을 환자 돌봄에 가장 많이 사용하는 직종이기 때문이다. 의료현장에서 흔히 사용되는 의료기기와 의료용품들은 간호사들이 자주 접하는 도구이기에 사용자로서 간호사의 의견이 충분히 반영된 산물이 나온다면 환자 돌봄에 큰 도움이 될 것이다. 의료기기의 디지털화와 혁신이 요구되는 시기에 간호에 필요한 기기나 용품 등이 아이디어 수준에 머물지 않고 환자 돌봄 과정에 사용 가능한 제품과 서비스로까지 연결되기 위해서는 현장 간호사의 적극적 역할이 요구된다.

지금까지 간호와 의료환경 트렌드를 살펴보았다. 세계적으로 보건의료 분야에서 과학기술을 활용한 혁신 제품이나 서비스 개발은 큰 화두이다. 우리나라도 간호 분야에서 의료기기 제품을 개발한 성공 사례가 있고 최근 간호 분야 외에 로봇이나 IT 기술을 적용하여 만성병 노인 환자를 위한 제품 개발에 대한 활발한 연구가 진행되고 있다.

이어서 다음 장에서는 의료기기가 무엇인지를 이해해보고 의료기기의 시장 규모와 현황을 살펴보고자 한다.

한·줄·정·리

보건의료 분야에서 과학기술을 활용한 혁신 제품이나 서비스 개발은 큰 화두가 되었다. 간호사는 보건의료 환경변화에 따른 정책 변화에도 관심을 가져야 하며, 이에 맞는 준비와 역할의 전환이 필요하다.

03
의료기기 시장 현황

1. 스마트 의료기기 관심 증가

건강관리 영역 변화에 따라 전체 의료기기 중 스마트 의료기기의 비중이 증가하고 있다. 전통적인 방법을 넘어서서 의료기기, 의약품, 소프트웨어가 함께 융합된 서비스가 활발하게 연구, 개발되고 있고 시장 규모도 확대되고 있기 때문이다.

흔히, 헬스케어란 건강관리를 의미하며, 디지털 기술이 적용되지 않은 운동, 영양, 수면과 같은 영역이 해당한다. 디지털 헬스란 정보통신기술(ICT)이 건강과 의료분야에 접목되어 활용되는 형태로 의료 서비스(care) 영역을 포함하고, 디지털 헬스케어와 혼용되어 사용된다. 미국 FDA(2020)에서 정의한 범주를 보면 모바일 헬스, 건강정보기술, 웨어러블 기기, 원격의료와 원격진료, 개인맞춤형 의료가 해당하며, 헬스케어와 관련된 플랫폼, 소프트웨어, 센서 등에 사용되는 기술을 디지털 헬스 기술로 정의하기도 한다. 즉, 디지털 헬스는 건강과 의료분야와 정보통신기술이 접목한 의료 서비스의 영역을 포함하는 용어이다. 자주 사용되는 또 한 가지로 스마트 헬스케어가 있는데, 이것 역시 의료와 ICT 기술의 융합으로 시공간에 제한 없이 개인맞춤형 건강관리 서비스를 제공하는 것을 말하고, 개인의 건강기기, 개인의 건강 앱, 개인 건강정보 플랫폼과 이를 활용한 건강관리 및 의료 서비스를 의미하는 것으로 디지털 헬스케어와 혼용하여 사용할 수 있다. 디지털 헬스의 정의는 폭넓게 논의되고 있지만, 국제적으로 합의된 형태는 제시되지 않았다.

그렇다면 스마트 의료기기란 무엇일까? 한마디로 모바일과 사물인터넷 기술을 통해 일상생활에서 다양한 웨어러블 디바이스와 스마트폰과 연결되고, 생체신호와 생활정보를 이용하여 맞춤형 예방과 진단, 처방을 지원하는 의료기기라고 정의할 수 있다. 디지털 헬스케어 관련 분야의 자세한 구성도는 〈그림 1-1〉과 같다.

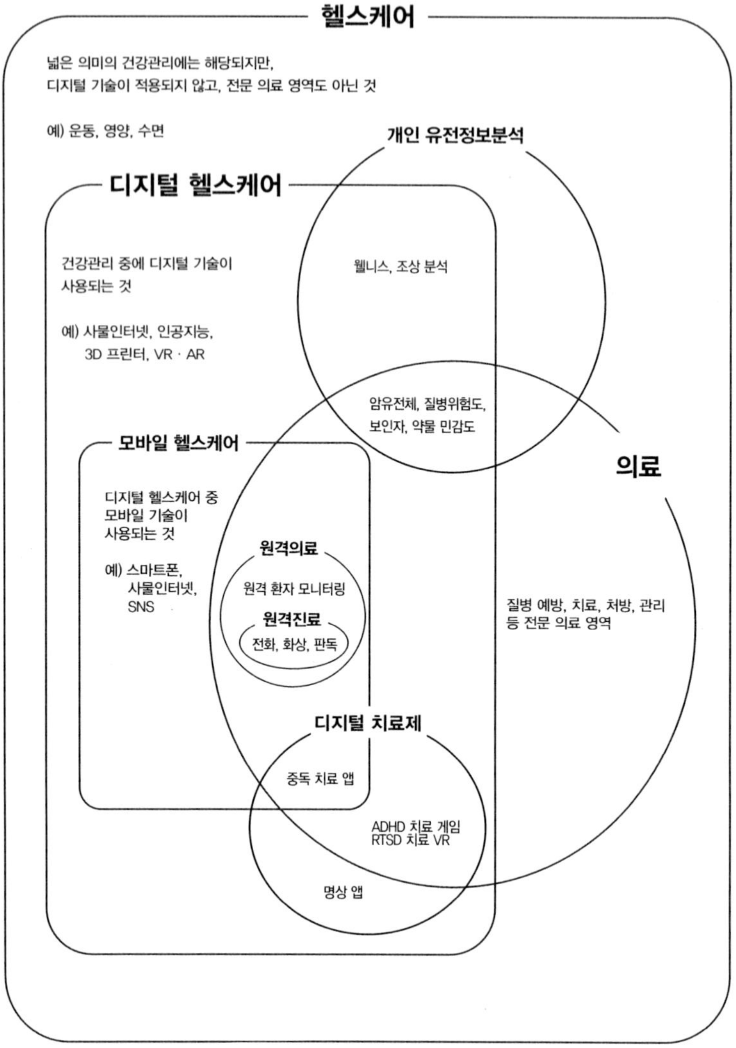

〈그림 1-1〉 디지털 헬스케어 관련 분야 구성도 〈출처: 최윤섭(2020), 디지털 헬스케어 의료의 미래, 41p〉

다음으로 살펴볼 것은 스마트 헬스케어 분류에 관한 내용이다. 크게 3가지로 분야로 분류되는데, 하드웨어, 소프트웨어, 서비스가 그것이다〈표 1-2〉. 하드웨어 제품에는 개인 건강 관리기기, 웨어러블 기기, 의료기기, 의료 장비 등이 해당하며, 소프트웨어는 건강관리제공 및 맞춤형 건강관리 앱이 포함된다. 서비스 영역에는 만성 질환 관리, 노인건강관리 같은 서비스 형태가 해당한다. 스마트 헬스케어 분류에 따른 사례를 하나 생각해 보자. 심장질환자가 모바일 헬스로 관리한다고 했을 경우, 환자에게 연속형 생체센서를 부착하게 되고, 모바일 앱을 통해 환자의 심박동수를 모니터링하며, 해당 자료가 의료진에게 전달되어 그 결과를 토대로 전문적인 상담 서비스를 제공한다. 이런 경우 하드웨어, 소프트웨어, 서비스영역이 모두 갖추어진 예시가 된다.

의료기기 영역은 변화가 매우 큰 부분으로 개발과정 전체의 혁신이 필요한 분야이다. 흔히, 의료기기가 연구개발을 거쳐 허가신청 후 시판이 되면 제품 안전관리 측면에서 중요한 역할을 담당하는 실제 사용자는 간호사가 될 가능성이 크다. 따라서 이와 같은 기술 분야의 발달과 서비스에 대하여 향후에는 간호사의 관심, 참여, 역할이 더 많이 요구될 것이다. 현장의 많은 간호사가 국민의 질병을 진단•치료•경감•처치 또는 예방을 위해서 의료기기가 잘 활용될 수 있도록 모니터링하는 책임과 역할을 더 많이 하게 될 것으로 기대한다.

간호사가 이런 역할을 잘 수행하기 위해서는 의료기기 개발의 과정을 이해하는 것이 도움이 될 것이다. 먼저 의료기기 개발의 첫 단계는 개발하려는 제품이 어느 품목에 해당하는지를 확인하고 식품의약품안전처 홈페이지에서 이에 따른 가이드라인을 살펴보는 것이다. 현장에서 간호사가 간호를 제공하는데 필요한 기기나 제품을 개발하기 위해서는 그것이 의료기기의 일부분이든, 또는 헬스케어를 위한 제품이든 의료기기 관리 체계 내에서 기기나 제품의 분류에 대한 이해가 먼저 되어야 하기 때문이다. 예를 들면 ICT 활용의 융복합 제품이 있을 때 이 제품이 의료기기인지 아닌지를 구분해보고, 의료기기이면 의료기기법 6조에 따라 의료기기 제조업 허가가 필요하다. 그렇지만 건강관리 목적의 제품이라면 즉시 헬스케어 시장에 들어올 수 있다. 실제 현장에서는 점차 증가하고 있는 융복합 제품과 새로운 디지털 헬스케어 기기 등에 대해 흔히 품목을 정하기 어려운 경우가 많을 것이다. 따라서 의료기기 개발의 시작 단계에서 품목 지정과 등급 이해를 위해 식품의약품안전처에 확인 질의를 거치는 것이 꼭 필요하며, 구체적인 진행 절차는 PART 4장 인허가 파트에서 자세하게 다룰 것이다.

〈표 1-2〉 스마트 헬스케어 기술 분야별 분류

분류	상세 분류	주요 제품 및 서비스
하드웨어	재료 및 정밀부품 (시약, 센서, 통신부품 등)	시약, 바이오센서
		부품 모듈(센서 모듈), 통신 모듈
	제품(개인 건강 관리기기, 웨어러블 기기, 의료기기, 의료 장비 등)	스마트체온계, 혈압계, 혈당계 등
		병원 사용 의료기기 및 치료재료
		CT, MRI, 초음파, 내시경 등 영상 장비
소프트웨어	의료·건강관리(건강관리 제공 및 맞춤형 건강관리 앱 등)	웰니스 앱, 영양 관리 및 정보제공 앱
		의학적 정보제공 앱
		개인건강기록 앱
		병원 예약, 실손보험 청구 관리 앱
	미들웨어(중간 연결), 플랫폼	의료정보관리플랫폼(전자 병원기록)
		개인정보관리
		임상 의사결정 지원시스템, 의료 AI
서비스	진단 서비스	체외 진단 서비스
		유전자, 유전체 분석 서비스
	건강관리 및 원격의료 서비스	개인 건강검진 관리 서비스
		개인건강기록 관리 및 맞춤형 서비스
		만성 질환 관리. 노인건강관리 서비스
		원격상담, 원격모니터링 서비스

〈출처: 산업연구원 2017.03.20., 4차 산업혁명 시대의 신성장동력, 스마트헬스케어산업〉

한·줄·정·리

헬스케어 기술 분야별 분류에는 크게 하드웨어, 소프트웨어, 서비스 3가지로 구분한다. 하드웨어에는 재료, 정밀부품, 다양한 제품이 있으며, 소프트웨어에는 의료건강관리 앱과 플랫폼, 서비스로는 진단과 건강관리 및 원격의료 서비스가 해당한다.

2. 의료기기 시장의 변화

국내 의료기기산업 시장규모는 2019년 감염병 이전 기준으로 7조 8천억 수준에 불과하였다. 2021년에는 9조 이상, 생산은 12조 8,831억 원으로 빠르게 증가하고 있다. 특히, 소프트웨어 의료기기 임상시험이 증가하면서 의료기기 관련하여 국내에서 수행된 임상시험 건수도 2022년 기준 150건 정도로 크게 증가했다. 소프트웨어 의료기기 임상시험 건수가 증가한다는 것은 디지털 헬스케어 시대로 넘어가는 시점에 의료기기 시장에서 불고 있는 변화를 보여주는 하나의 척도로 볼 수 있다〈그림 1-2〉.

2018년 개정된 의료기기법 내용을 보면 의료기기 시장에 나타나는 많은 변화를 확인할 수 있다. 개정된 법에는 의료기기에 소프트웨어를 포함하였고, 디지털 치료기기 허가심사 가이드라인이 제정되었으며, 디지털 헬스 규제에 대한 지원을 전담하는 조직의 구성 등 다양한 디지털 헬스케어 기기의 지원책을 마련하고자 하는 노력이 담겨있다.

그 밖에 의료기기 시장 변화를 이해하는데 국내 디지털 헬스케어의 발전과 트렌드를 함께 살펴보는 것이 도움이 된다. AI 기술과 의료정보기술의 발전, 고령화 인구구조의 변화, 이에 따른 의료 비용의 증가, 스마트기기의 대중화와 함께 개인맞춤형 서비스 요구 증대, 비대면 트렌드의 가속화, 및 질병 예방 중심으로의

medical device clinical trials

('22.12.31., unit: cases)

Total	'17	'18	'19	'20	'21	'22
1,241	84	88	107	166	109	150

software medical device clinical trial

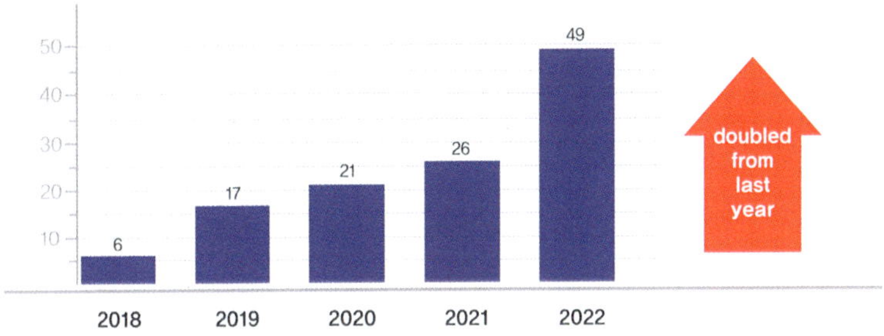

〈그림 1-2〉 소프트웨어 의료기기 임상시험 추이

〈출처: 채규한(2023), 의료기기시장 현황과 간호에 대한 기대, 23년 산업간호학회 동계 학술대회〉

변화와 같은 환경변화가 빠르게 일어나면서 의료기기 시장에서의 디지털 트랜스포매이션이 가속화 되어 소프트웨어 의료기기 개발의 추진력을 갖게 되었다. 또한 4차 산업혁명 기반의 다양한 기술들이 의료기기에도 빠르게 반영되어 신제품, 신기술이 융합된 형태의 의료기기 개발이 더욱 빠르게 진행되고 있다.

이미 세계 디지털 헬스 산업의 규모는 세계 반도체 시장 규모의 35% 정도로 커진 상태이다. 헬스케어 기술 분야별 분류 영역별로는 서비스영역의 규모가 가장 큰 50%를 차지하고 있으며, 이어서 하드웨어 30%, 소프트웨어 20% 정도를 차지하고 있다. 글로벌 디지털 헬스케어 산업은 선제적 예방·관리로 의료 패러다임이 변화함에 따라 2014년부터 2020년까지 연평균 무려 39%의 높은 성장을 보고하고 있으며 20년부터 27년까지 연평균 18.8%의 높은 성장세를 꾸준히 이어갈 것으로 전망된다. 국내 디지털 헬스 분야별 매출 역시 21년 기준 1조 8,227억 원으로 20년 대비 34.6%로 급성장하였다. 분야별 비율을 보면 의료용 기기 매출이 9,731억 원(53.4%)으로 가장 높다. 이어 건강관리기기 2,546억 원, 디지털 건강관리 플랫폼2,250억 원 순서를 보여준다〈그림 1-3〉.

국내 디지털 헬스케어 산업의 수출입 변화추이에서도 의료기기 시장의 급속한 성장을 확인할 수 있다. 21년의 수출액은 7,992억 원으로 전년(7,582억 원) 대비 5.4% 증가했으며, 수입액은 721억 원으로 전년(587억 원) 대비 22.7% 증가하였다. 의료용 기기가 수출, 수입 모두 가장 큰 비중이었고, 수출에서는 의료용 소프트웨어(전년비 69.1%), 수입에서는 디지털 건강관리 플랫폼(전년비 42.3%)이 가장 높은 증가율을 보여준다〈표 1-3〉.

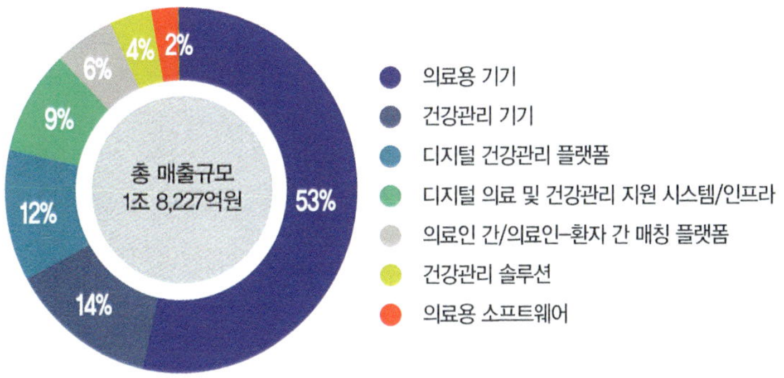

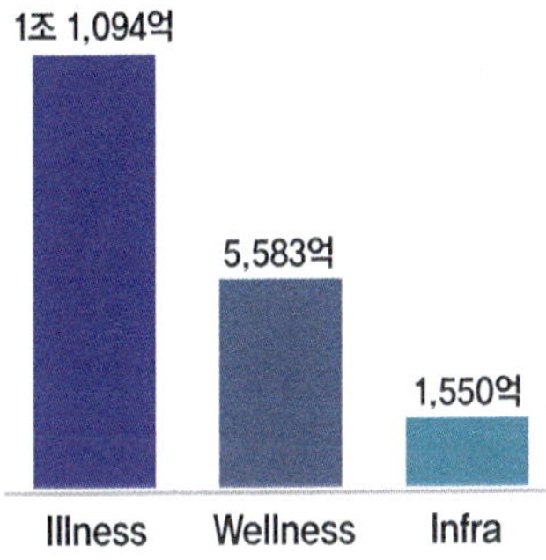

Illness	의료용기기, 의료용 소프트웨어, 의료인 간, 의료인-환자 간 매칭플랫폼
Wellness	건강관리 기기, 건강관리 솔루션, 디지털 건강관리 플랫폼
Infra	디지털 의료 및 건강관리 지원 시스템/인프라

〈그림 1-3〉 21년 국내 디지털 헬스 분야별 매출 규모

〈표 1-3〉 디지털 헬스케어 산업 수출입 변화추이(20-21년) (단위 : 백만 원)

구분	수출			수입		
	2020	2021	YOY	2020	2021	YOY
· 의료용기기 · SIMD (Software in Medical Device), 전자약 등	635,122	682,280,	4.5%	52,556	65,959	25.5%
· 디지털 건강관리 플랫폼 · 마켓플레이스형, 웰니스플랫폼 등	8,530	9,065	6.3%	520	1,260	142.3%
· 의료용 소프트웨어 · 디지털치료제, SaME	6,199	10,482	69.1%	520	600	15.4%
· 건강관리 기기 · 웨어러블 기기, 생체데이터 수집 센서 등	81,162	88,240	8.7%	5,110	4,240	-17.0%

〈출처: 한국디지털헬스산업협회, 2021년 국내 디지털 헬스케어 산업실태조사〉

한·줄·정·리

감염병 유행 시기 동안 원격의료의 부각, 의료기기의 혁신으로 헬스케어 산업의 디지털화가 가속화되었다. 의료기기의 혁신이 없이는 디지털 헬스케어의 미래를 생각할 수 없다.

3. 스마트 헬스케어 의료기기 개발 전략

의료기기 혁신의 중심에는 디지털 기술이 존재한다. 디지털 헬스케어는 사용하는 의료 소비자에게 어떤 효용과 가치를 줄 수 있는가에 따라 산업화가 되었을 때 힘과 파급력이 달라질 것이다. 그렇다면 미래의 의료기기는 어떤 역할을 하여야 할까? 이를 가늠하기 위해서는 우리가 당면한 헬스케어 건강문제를 해결하기 위한 건강관리 전략을 생각해 보아야 할 것이다. 의료기기, 소프트웨어, 약물이 유기적으로 결합한 혁신 서비스를 만들어 내는 형태가 요구될 것이다.

현장에서 활용될 의료기기들은 고령화로 인해 증가하고 있는 많은 만성질환자의 삶의 질을 개선하고 동시에 헬스케어 비용은 낮추도록 도움을 줄 수 있는 제품이 될것이다. 한편으로는 의약품으로 치료하기 힘든 질환을 치료할 수 있는 기기와 제품도 필요할 것이다. 이런 트렌드를 반영하여 건강과 관련되는 심박수, 호흡수 및 산소포화도 측정 앱 개발과 같은 웰니스 제품 역시 활발하게 개발되고 있다. 웰니스(wellness)란 웰빙(well-being)과 행복(happiness), 건강(Fitness)의 합성어로 신체, 정신, 사회적으로 건강한 상태를 의미한다. 일반적으로 개인용 건강관리 제품은 크게 두 가지로 구분하는데, 생체현상 측정, 신체기능 향상, 운동 레저용, 일상 건강관리 의료정보 제공용의 일상적 건강관리용 제품과 만성질환자들의 자가관리를 돕는 웰니스 제품이 해당한다. 상세한 종류와 내용은 〈표 1-4〉과 같다.

〈표 1-4〉 개인용 건강관리 제품의 종류 구분

구분	종류	내용
일상적 건강관리용 제품	생체현상 측정/분석용	체지방측정기, 심박수 자가측정기, 스마트폰을 이용한 호흡량 측정기 등
	신체기능 향상용	고령자의 낙상 위험도 측정을 통한 보행 교정 제품 등
	운동/레저용	심박수, 산소포화도 측정기 등
	일상 건강관리 의료정보 제공용	응급처치 방법 안내 앱, 체질량 지수 계산 앱 등
만성 질환 자가관리용 제품	만성 질환 현상 관리용	혈압수치를 스마트폰으로 전송하여 추이를 분석하는 앱 등
	만성 질환 의료정보 제공용	고혈압, 비만, 당뇨환자들의 영양 섭취, 체중조절, 운동량 안내 앱 등

〈출처: 스마트 헬스케어 의료기기 기술 표준전략보고서, 식품의약품안전처 2018.08〉

웰니스 기기 시장은 COVID-19 대유행 시기 이후 많은 사람들이 건강에 관한 관심이 높아졌고, 실내 운동이나 개인의 관리를 위해 기기를 사용하는 경향이 더해지면서 더욱 관심을 받게 되었다. 스마트 헬스케어 의료기기의 의미는 건강한 생활, 질병 예방, 실시간 건강관리 측면을 염두에 두고 기존 의료영역에 머무는 것이 아니라 웰니스, 즉 행복을 위해 의료행위가 아닌 건강관리를 유도하고 주변 상황을 인지하는 데 도움이 되는 용도로 법적 규제로부터 유연한 제품과 서비스까지를 통칭하는 것이다. 스마트 헬스케어 의료기기는 기존의 측정, 모니터링 개념에서 관리 및 케어 개념이 합해져서 소비자가 인지할 수 있는 체계적 접근 전략을 요구하게 될 것이다.

간호사가 사용하는 의료기기는 돌봄 업무의 효율성과 환자 안전에 기여하는 중요한 도구이다. 따라서 이러한 기기들을 잘 활용하여 의료진이 적절한 치료와 관리에 활용할 수 있게 하는 것 또한 필요하고, 간호사들이 대상자의 건강관리를 위해 간호 현장에서 스마트 의료기기를 도입 및 활용하려는 준비가 함께 진행되어야 한다. 이미 많은 의료기기 업체들은 기존의 제품에 디지털 기술을 입혀 새로운 서비스를 만들고자 노력 중이다. 간호사도 적극적으로 스마트 헬스케어 의료기기 개발을 위한 전략을 함께 모색해 갈 수 있기를 기대해 본다.

한·줄·정·리

헬스케어 건강문제를 해결하기 위한 좋은 전략은 의료기기, 소프트웨어, 약물이 유기적으로 결합된 건강관리 혁신 서비스를 만들어 제공하는 것이다. 스마트 헬스케어 의료기기는 기존의 측정, 모니터링 개념에서 확장되어 관리 및 케어 개념이 더해짐으로써 소비자가 인지할 수 있는 체계적 접근 전략이 필요하다.

우리는 PART 1에서 간호 아이디어로부터 의료기기 연구개발을 진행하게 된 사례를 통해서 의료기기 연구개발이 간호 분야에서도 도전 가능하다는 것을 살펴보았다. 그리고 최근 보건의료 분야 과학기술 활용 흐름에 맞춰 간호 분야에서의 혁신 필요성과 가능한 제품 및 서비스에 대해 알아보고 의료기기 시장에서의 디지털 스마트 제품 성장 추이에 대해서도 살펴보았다.

PART 2는 세상을 이롭게 하는 아이디어를 어떻게 누구와 개발하는지 사례 중심으로 중요한 원칙과 내용을 살펴보고 전 세계적으로 최근 활용되고 있는 다양한 개발사례를 구체적으로 살펴볼 것이다.

글을 맺으며

글을 맺으며

우리는 이 책을 통해 간호 아이디어가 제품 개발을 진행한 후에 시장에 판매하는 데까지 어떤 절차를 거치는지 전반적으로 훑어보았다. 그 과정에서 필수적으로 접하게 될 핵심 개념을 알아보았으며, 저자의 의료기기 연구개발 경험을 바탕으로 몇 가지 노하우를 제시하고 첨언하였다. 본문에서 기술한 내용 중에 다시 확인하거나 찾아볼 때 쉽게 접근할 수 있도록 주제별로 분류한 도식을 아래 삽입하였다. 전체적인 흐름 파악과 특정 부분의 내용을 찾을 때 도움이 되기를 바란다.

1단계 : 간호 아이디어	문제에서 아이디어로 발전 (PART1, PART2 참고)
2단계 : 개발 가능성 확인	보건의료분야 연구개발 사례, 사전 점검사항 (PART2-3, PART3-1 참고)
3단계 : 지식재산권 확보	개발 전/ 개발 진행 중 특허출원 (PART3-2 참고)
4단계 : 개발팀 구성, 진행	전문가 구성, 기관 역량과 의지 확인, 소통 중요 (PART2 참고)
5단계 : 개발 제품 등록	인허가, 임상시험 진행 (PART4 참고)
6단계 : 제품 판매	복지용품 등록, 고령친화제품 활용 (PART4 참고)

사실 본문의 내용은 의료기기 연구개발 경험이 없는 일반인에게는 쉽지 않다. 내용이 너무 전문적이고 단계마다 진행해야 할 내용과 점검 사항이 많기 때문이다. 독자 여러분이 책을 읽으면서 이해하기 어려운 부분이 많았을 것이고 책을 읽은 후에도 무슨 내용인지 의미 파악이 어려운 부분도 있을 것이다. 하지만 여기서 좌절하거나 의료기기 연구개발은 자신과는 거리가 먼 이야기라고 생각하지 않았으면 좋겠다. 언젠가 여러분이 필요할 때 찾아서 활용할 수 있다면, 이 책이 목표하고자 하는 바는 달성했다고 생각한다.

이 책이 의료기기 연구개발에 관심을 가지는 계기가 되기를 바라며, 한 걸음 더 나아가서 간호 현장에서 아이디어가 있을 때 연구개발을 시도하고 도전하는 기회가 될 수 있기를 바란다.

책을 독자 여러분에게 선사하며 나에겐 세가지 소망이 있다. 책을 읽은 후에 독자들이 '의료기기 연구개발이 간호 분야에서도 필요하구나!'라는 생각이 든다면 정말 감사할 것 같다. 혹시 독자 중에 '나도 아이디어가 있다면 이렇게 한번 해볼까?'라는 용기가 생긴다면 더욱 감사할 것이다. 실제로 연구개발을 시도하거나 진행 과정 중에 이 책의 내용이 좋은 정보를 제공할 수 있다면 더더욱 감사할 것 같다.

우리는 간호 아이디어로 시작해서 국책 연구 과제에 도전하여 지난 3년 동안 스마트매트리스 연구개발을 진행했다. 이제 제품

개발 마지막 단계로 꿈에 그리던 스마트매트리스가 간호 현장에서 활용되는 것을 목전에 앞두고 있다. 더구나 의료기기 개발 경험이 없는 병원 현장의 실무 간호사로서 의료기기 연구개발 진행이 쉽지는 않았다. 하지만 어려운 일이 닥칠 때마다 항상 전문가와 팀원의 도움으로 해답을 찾으며 나아갈 수 있었다.

여러분도 잘 몰라도 경험이 없어도 의료기기 연구개발 할 수 있다! 이제 독자 여러분에게도 자신 있게 말할 수 있다. 쉽지는 않지만 불가능한 일은 아니라고.

지금도 간호 현장에는 연구개발 과제로 발굴되지 않은 많은 간호 문제들이 바닷가의 진주처럼 여러분이 발견해주기를 기다리고 있다. "미래를 아는 가장 확실한 방법은 미래를 직접 개척하는 것이다"라는 말이 있다. 기다린다고 저절로 장밋빛 미래가 우리에게 오지는 않는다. 앞으로 많은 선후배 간호사들이 의료기기 연구개발에 필요한 주제를 찾아서 개발하고 변화시켜야 더 좋은 미래가 올 수 있다. 간호 현장의 문제나 고질적인 어려움을 과학기술을 활용하여 개선하는 것이 간호 분야의 미래의 청사진 중에 하나라고 생각하여 앞으로 많은 분들이 관심을 가지고 함께 하기를 제안한다.

의료기기 연구개발 과정은 앞에서 살펴보았듯이 여러 단계를 거쳐야 하고 단계별로 전문성이 많이 요구되므로 초심자가 접근하기에는 어려운 측면이 있다. 그러므로 간호 분야 의료기기 연구개발 활성화를 위해 우선 진입장벽을 낮추는 것이 필요하다. 우리 연구팀의 경험을 바탕으로 변화되기를 바라는 것들에 대해 아래와 같이 개인적, 기관 및 조직적, 간호계통적 차원을 나누어 의견을 드리며 글을 마무리하려고 한다.

개인적으로는 첫째, 간호 현장과 실무 문제점에 대해 구조적, 프로세스적 접근과 해결 방안 모색이 필요할 것이다. 둘째, 최근 보건의료 분야 과학기술 혁신과 트렌드에 대해 관심을 가지고 간호 현장에서 적용할 수 있는 것들에 대해 고민하고 시도해보려는 노력이 필요할 것이다. 셋째, 간호 아이디어가 있다면 이를 적극적으로 검색하고 지식재산권으로 특허 출원이나 혹은 제품 개발이 가능한지 알아보는 도전 정신이 필요할 것이다. 처음에는 어떻게 해야 할시 막막할 수 있다. 하지만 최근 국가나 사회적으로 연구개발이 활성화되고 장려되는 분위기이므로 아이디어만 있다면 제품 개발을 할 수 있도록 지원해주는 제도도 많고 기관 차원에서 담당 부서도 신설되어 있으므로 이를 적극적으로 활용하면 많은 도움을 받을 수 있을 것이다.

부서 혹은 기관 차원에서는 첫째, 간호 아이디어를 적극적으로 권장하고 독려하는 분위기가 필요할 것이다. 병원 차원의 간호 아이디어 경진대회 등이 대표적인 모범 사례이다. 둘째, 간호 아이디어에 대한 기업 간담회 혹은 산학연 공동 세미나 등을 진행하여 간호 현장의 아이디어가 제품 개발로 성공할 수 있도록 만남의 장을 마련한다면 간호 분야 연구개발 활성화를 촉진할 것이다. 셋째, 간호 아이디어가 제품 개발로 성공할 수 있도록 관심 있는 실무 간호사를 연구개발 과제 리더로 양성하는 과정이 있다면 미래 인재 양성 차원에서도 긍정적이며 지속적인 간호 분야 의료기기 연구개발이 가능할 것이다.

간호계에서는 첫째, 간호대학 학부 과정 혹은 석사과정에서 의료기기 연구개발 과정을 개설하여 필요한 내용을 전문적으로 교육한다면 미래 간호사들이 의료기기 개발을 주도하는 데 밑거름이 될 것이라 기대한다. 둘째, 학회 혹은 협회 차원에서 의료기기 연구개발에 관심을 가지고 정기 세미나 등을 이용하여 모범 사례를 확산하는 프로그램을 진행한다면 보다 우수한 간호 분야 연구개발을 촉진할 수 있을 것이다.

오늘도 간호 현장에서 문제 해결을 위해 노력하고 시도하는 분들에게 이 책이 도움이 되기를 소망하며 글을 마친다.

부록

1. 선행조사 예시
2. 지식재산권_초보자용 특허검색
3. 의료기기 시험검사 준비 서류 및 검사기관
4. 기술문서 심사기관
5. 제조하는 경우 회사에 갖추어야 할 의료기기 관련 전문가-품질관리자

01
선행조사 예시

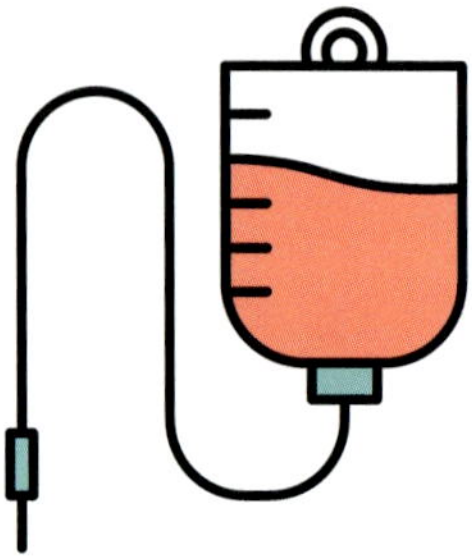

‘길이를 조절할 수 있는 수액줄’에 대한 아이디어가 있다고 가정해보자. 아직 해당 아이디어가 이미 존재하는지, 실현 가능성이 있는지, 시장성은 어떠한지 알지 못하고, 기업에 판매할지 혹은 직접 제품화하여 사업을 시작해볼지 아무것도 결정되지 않았다. PART3 1장에서 소개한 유용한 사이트들을 통해 관련 정보를 수집하고 아이디어 실현방법을 구체적으로 구상해보자. 참고로 지금부터 기술할 내용은 하나의 예시일 뿐이므로, 검색방법과 순서는 본인의 정보량에 따라 자유롭게 구사할 수 있다.

○ 1단계: 키워드 수집

다수의 일반인의 경우 수액백에 달려있는 긴 줄을 떠올릴 때 '수액줄'이라는 단어를 사용하지만, 의료진 사이에서는 'line'이라 부르기도 한다. 수액줄을 지칭하는 하나의 표준어가 있다고 하더라도 정보를 생산한 사람에 따라 다르게 표현할 수 있으니, 관련 있는 여러 키워드를 수집하고 검색에 활용해야 원하는 자료를 찾을 수 있다. 후술하겠지만, 의료기기 부속품으로서 수액줄의 공식용어는 '연결관(tube)'이다.

하나의 예시로, scienceON(scienceon.kisti.re.kr)에서 '수액줄'을 검색하자 아래와 같은 관련 키워드들을 획득할 수 있었다.

- **국문 키워드**: 수액, 수액요법, 수액세트, 수액튜브, 수액공급줄, 링겔, 유량, 주입용 기구, ...
- **영문 키워드**: fluid tube, fluid extension tube, intravenous infusion set, solution, IV flow, ...

여기에서 '링겔'이라는 단어를 유심히 볼 필요가 있는데, 링겔은 보편적으로 수액을 칭하는 용어인 Ringer's solution(치료용 수액을 처음 발명한 사람의 이름이 Sydney Ringer였다)을 일본에서 '링게루'라고 발음하는 걸 한국어로 치환하여 파생된 비표준어이다. 표준어가 아니지만 많은 이들이 사용하는 용어이기 때문에, '수액'이라는 단어를 모두 '링겔'로 대체하여 기술한 자료도 존재한다. 키워드 수집의 중요성을 강조하는 좋은 사례라 할 수 있다.

또한 IV라는 키워드를 통해 수액줄이 사용목적에 따라 정맥주사용으로 세분화될 수 있음을 유추할 수 있다. 수액줄 길이를 조절한다는 해당 아이디어가 정맥주사용으로만 사용될 아이디어인지, 병원에서 사용하는 모든 튜브형 관에도 적용할 수 있는 아이디어인지 생각을 확장할 수 있게 도와준다. 사용목적의 축소, 확장 여부에 따라 앞으로 조사할 자료의 범위 또한 크게 달라질 것이다. 추가로, 'IV'가 무슨 의미인지 궁금하다면 KMLE(www.kmle.co.kr)에서 검색하여 intravenous의 약어임을 찾을 수 있다.

이렇게 수집한 키워드들은 선행문헌조사 과정 전반에 두루 사용되며 폭넓은 자료를 찾는 데 도움을 제공할 것이다.

○ 2단계: 아이디어 존재 여부 확인

위에서 수집한 키워드들을 조합하여 KIPRIS (www.kipris.or.kr)에서 해당 아이디어가 이미 출원된 지식재산권인지 검색해볼 수 있고, 그 과정에서 아이디어를 구체화시킬 수 있다. 가령, 지금 예시로 들고 있는 '수액줄 길이 조절' 아이디어에 대해 검색하면 '수액속도조절', '수액걸이대' 등의 원치 않은 특허가 먼저 조회된다. 이에 '줄 길이조절'이라고 검색 키워드를 변경하자 길이조절을 할 수 있는 여러 장치들에 대한 특허가 조회되지만, '수액줄 길이조절'에 특화된 지식재산권은 보이지 않는다. 그렇다면 일반적인 줄과 수액줄의 차이는 무엇인지, 수액의 흐름을 방해하지 않고 의료현장에서의 안전을 고려한 길이조절장치를 고안할 수는 없을지, 아이디어의 방향을 전환시켜 볼 수 있을 것이다.

KIPRIS에서 조회되지 않더라도 기존에 존재하는 제품일 가능성도 있다. 이미 대중적으로 공개되거나 신규성, 진보성 등 특허등록의 기준을 만족하지 못하는 아이디어일 경우가 그렇다. 가령 해당 아이디어가 수액줄을 동그랗게 말아서 고정하는 것 뿐이라면, 고정장치에 특별한 기술이 들어있지 않은 한 특허 취하될 가능성이 높다. 이 경우, 특허등록 없이도 제품화는 가능하지만, 타기업에서 아이디어를 도용하더라도 보호받기 어려울 수 있다는 점 감안하길 바란다.

○ 3단계: 의료기기 여부 확인

투명하고 말랑한 멸균 튜브일 뿐인데 수액줄은 과연 의료기기일까? PART3 1장에서 설명했듯이 가장 정확한 방법은 국민신문고를 통해 식약처에 문의하는 것이지만, '[별표] 의료기기 품목 및 품목별 등급' 자료를 통해 유추 가능하다. 검색기능(ctrl+F)을 이용해 해당 파일에서 '수액' 단어가 포함된 여러 품목명을 찾을 수 있는데, 품목에 대한 정의를 읽어보면 'A79030.01 수액세트'에 가까울 것임을 추측할 수 있고, 대괄호 안의 숫자를 통해 의료기기 등급 또한 알 수 있다.

A79000 의약품 주입기 Infusion instruments

A79030.01 수액세트 [2] Intravascular administration set
정맥에 바늘 또는 카테터를 삽입하여 용기에 있는 약액을 주입하는 기구. 바늘, 카테터, 유량 조절기, 점적구, 여과기, 마개, 관, 접속기, 연결 침 등으로 구성되어 있다

품목명과 분류번호를 알았다면 다른 자료와 검색사이트를 통해 아래 정보도 습득할 수 있다.

- **업체명과 제품명**: 의료기기정보포털(udiportal.mfds.go.kr)의 '의료기기 DataBase 검색' 서비스에서 품목명에 수액세트를 검색하면, 해당 의료기기 제조회사(또는 판매회사)와 제품명을 찾을 수 있다. 제품정보에서 해당 제품의 외형, 작용원리,

성능, 사용방법 등 공개된 정보에 한해 열람도 가능하다. 부속품으로서 수액줄의 공식용어가 연결관(tube)임을 기판매 중인 수액세트의 제품정보를 통해 알 수 있었다. 반대로, 제품명을 알고 있다면 '의료기기 DataBase 검색'을 통해 의료기기 품목명과 분류번호를 알아낼 수 있다.

- **GMP 품목군**: '[별표 3] 의료기기 GMP 품목군(제4조, 제6조 및 제7조 관련)(의료기기 제조 및 품질관리 기준)' 파일에서 A79000에 해당하는 품목군인 '주사기 및 주사침류(Syringe or Needle)'에 대한 GMP가 필요함을 찾을 수 있다. 함께하고자 하는 기업이 해당 GMP를 보유하고 있다면, 수액세트 제조를 위한 최소한의 시설과 인력을 갖추고 있다고 보아도 무방하다.

- **기술문서와 임상시험**: '[별표 7] 기술문서 등 제출 자료의 범위(제28조 관련)(의료기기 허가·신고·심사 등에 관한 규정)' 파일에서 A79000에 해당하는 표를 찾아, 기술문서와 임상시험 필요 여부를 유추할 수 있다. 예를 들어 해당 의료기기 품목에서 기존 제품과의 본질적 동등품목 비교를 하였을 때, 사용목적이 다른 새로운 제품이라면 임상시험이 요구될 것이고, 사용방법이 다른 개량제품이라면 적용부위 및 조작방법이 달라 안전성 · 유효성 확인이 필요한 경우가 아니라면 임상시험이 요구되지 않을 것이다. 가장 정확한 건 아이디어 실현기술이 구체화되었을 때 식약처에 직접 문의하는 것이지만, 확증적 임상시험이 반드시 요구될 것이라 추측되는 경우, 이에 대한 계획을 수립하고 연구개발을 시작해야만 한다.

○ 4단계: 기업 컨택

본인의 아이디어를 실현시키기 위해 기업과 함께 국가연구개발과제를 수행하고자 한다면 역량 있는 기업을 물색해야 할 것이다. 이는 매우 어려운 일이지만 가능성을 높이는 몇 가지 방법을 소개하자면 다음과 같다.

- **NTIS**(www.ntis.go.kr)에서 비슷한 국가연구개발과제에 참여했던 기업을 찾아볼 수 있다. 만약 공개된 보고서가 있어 정성적·정량적 목표를 달성했는지 여부를 확인할 수 있다면 더욱 좋다. 혹여 매우 낮은 평가를 받았던 기업과 함께 과제신청을 한다면 과제선정 단계에서 떨어질 수 있고, 선정된다 하더라도 성실하게 연구개발에 임해줄 지 장담하기 어렵기 때문이다.

- **의료기기정보포털**(udiportal.mfds.go.kr) '의료기기 DataBase 검색'에서 조회된 제조기업에 컨택해볼 수도 있을 것이다. 같은 품목군의 제품을 제조하고 있다는 것은 적어도 해당되는 GMP를 보유하고 있다는 의미이기 때문이다. 같은 의료기기 회사이더라도 새로운 GMP를 승인 받는 건 시간적으로도 비용적으로도 기업에게 있어 부담 되는 일이므로, 당초 같은 품목의 GMP를 보유하고 있는 기업이 유리할 수 있다.

- 본인의 소속기관에 국가연구개발과제와 관련 있는 부서가 있다면, 과제참여 의사가 있는 기업을 알고 있는지 문의해볼 수 있다. 대체로 학교의 경우 산학협력단이고, 병원의 경우 '연구' 또는 'R&D'가 이름 붙은 부서일 가능성이 크다. 이 경우 운이 좋으면 본 소속기관과 성공적으로 연구를 끝마쳤던 기업을 소개받을 수도 있을 것이다.

- 몇몇 기업이 특정되었다면 **NICE기업정보**(www.nicebizinfo.com)에서 요약기업정보 또는 상세기업정보 보고서를 구입하여 재무제표를 확인하길 권장한다. 경제적으로 어려운 기업이라면 연구개발에 인력을 투입할 여력이 부족할 수 있기 때문이다. 일개 개인이 기업의 역량과 의지를 파악하는 건 매우 어려운 일이지만, 재무제표 확인은 최소한의 안전장치라 생각하길 바란다.

○ 5단계: 국가연구개발과제 공고 확인

NTIS(www.ntis.go.kr) 메인화면에서 '과제참여·관리' 메뉴의 '국가R&D통합공고'를 클릭하면 국가연구개발과제 공고를 확인할 수 있다. '새로운 수액 세트를 개발하시오'라는 과제가 존재할 수도 있지만, 대부분 '차세대 의료기기 개발', '간호용 의료기기 서비스 개발', '스마트 헬스케어 선도 기술 개발', '약물 사고 방지를 위한 제품개발' 등의 소주제를 제시하고 있을 것이다. 따라서 '의료', '의료기기', '간호', '약물' 등등 포괄적인 단어로 검색하는 것이 숨겨진 기회를 잡는 데 더욱 유리하다. 당장 지원할만한 공고가 없다면, NTIS의 알림 서비스를 활용하여 관련 과제 소식을 받으며 지속적인 관심을 기울여보길 바란다.

○ 6단계: 문헌조사

위 단계들을 통해 아이디어와 실현 기술이 구체화 되었다면, 혹은 국가연구개발과제에 지원해보고자 한다면 타인을 설득할 만할 필요성, 사업성, 시장성에 대한 자료조사가 필요하다. PART3 1장에서 소개한 문헌검색 사이트들을 통해 본인의 아이디어가 실현되어야 하는 논리 있는 근거를 마련하고, 부족한 정보는 없는지 분석해보길 바란다. 동시에 연구개발 목표와 방법, 일정을 더욱 구체화한다면, 이를 위한 컨소시엄, 다시 말해 연구팀을 구성하는 데 많은 도움이 될 것이다.

예를 들어, 매우 운이 좋으면 '수액줄 길이와 관련한 의료진 또는 환자의 불편감 조사', '수액줄 제작의 재료 및 원가 분석', '수액 세트 제작업의 미래동향' 등등 딱 맞는 선행연구가 존재할 수 있으나, 대다수의 경우 그렇지 못할 것이다. 국가연구개발과제에 지원할 때, '과제에 선정된다면 해당 분야의 부족한 선행연구도 수행할 것'을 어필할 수 있으므로, 해당 연구를 수행해줄 기관 또는 연구원과 함께 컨소시엄을 구성하는 것 또한 고려해볼 수 있으리라 생각한다. 제시하는 성과목표와 연구방법이 치밀하고 R&D 과제 목표에 잘 부합할수록, 과제선정의 가능성은 더욱 높아질 것이다.

02

초보자용 키프리스 따라 해 보기

① 키프리스 메인페이지를 접속하면 초보자검색/ 일반 검색을 선택하여 이용할 수 있다.

(http://beginner.kipris.or.kr/beginner/beginnerMain.jsp)

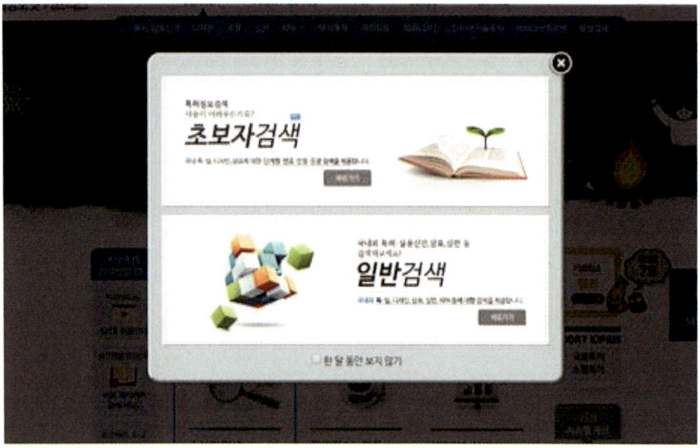

초보자 검색을 클릭하여 초보자 검색 화면으로 이동한다

② 초보자검색 화면으로 이동하면 단계별/번호/인명/문장 검색 중 원하는 방법을 선택하여 검색 할 수 있다.

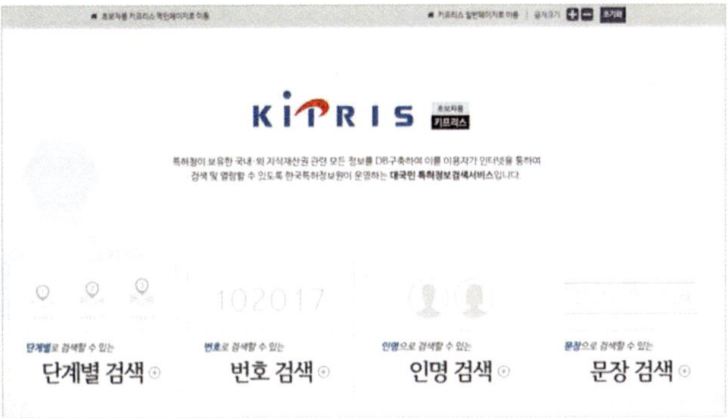

- **단계별 검색** : 키워드 검색절차를 3단계로 구분하여 검색 결과 확인

- **번호 검색** : 번호 정보 항목 5종(출원번호, 등록번호, 공개번호, 공고번호, 국제등록번호(상표, 디자인))에 대한 통합 검색결과 확인

- **인명 검색** : 인명정보 항목 4종(출원인, 발명자, 대리인, 권리자)에 대한 통합 검색 결과 확인

- **문장검색** : 검색식 작성 없이 문장을 입력(최대 20,000자)하거나 파일 업로드(10MB이하 / txt, hwp, pdf, doc, docx형식) 만으로 유사한 문헌 검색 하여 확인

②-1 단계별 검색 화면

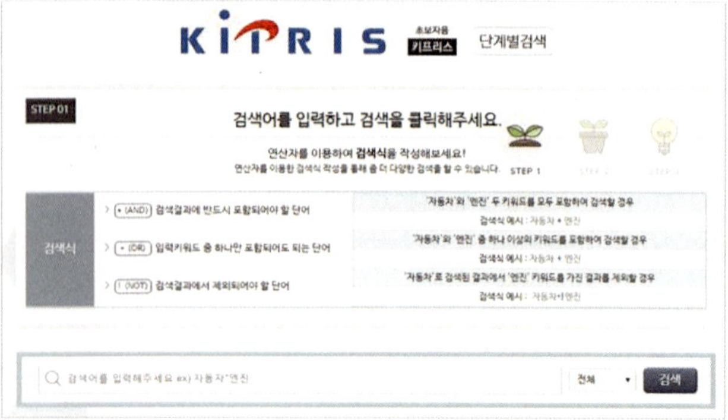

②-2 번호 검색 화면

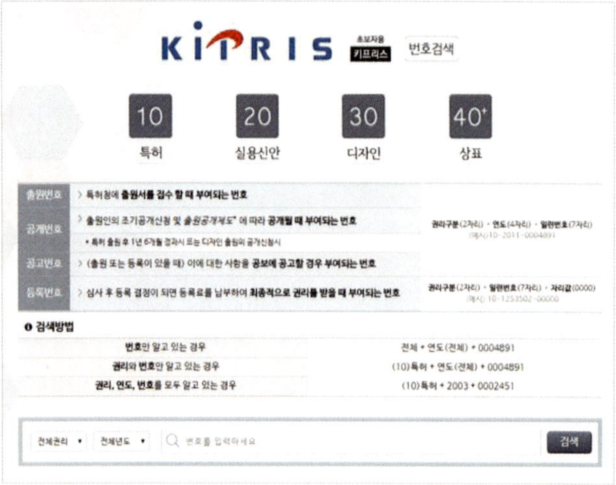
KIPRIS
초보자용 키프리스
번호검색
10 특허
20 실용신안
30 디자인
40 상표
출원번호
> 특허청에 출원서를 접수 할 때 부여되는 번호
공개번호
> 출원인의 조기공개신청 및 출원공개제도* 에 따라 공개될 때 부여되는 번호
공고번호
> (출원 또는 등록이 있을 때) 이에 대한 사항을 공보에 공고할 경우 부여되는 번호
등록번호
> 심사 후 등록 결정이 되면 등록료를 납부하여 최종적으로 권리를 받을 때 부여되는 번호
권리구분(2자리) - 연도(4자리) - 일련번호(7자리)
권리구분(2자리) - 일련번호(7자리) - 자리값(0000)
검색방법
번호만 알고 있는 경우
전체 + 연도(전체) + 0004891
권리와 번호만 알고 있는 경우
(10)특허 + 연도(전체) + 0004891
권리, 연도, 번호를 모두 알고 있는 경우
(10)특허 + 2003 + 0002451
전체권리
전체년도
검색

②-3 인명 검색 화면

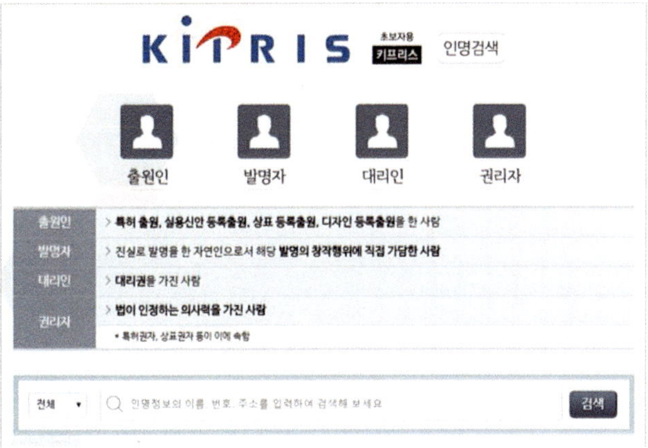

②-4 문장 검색 화면

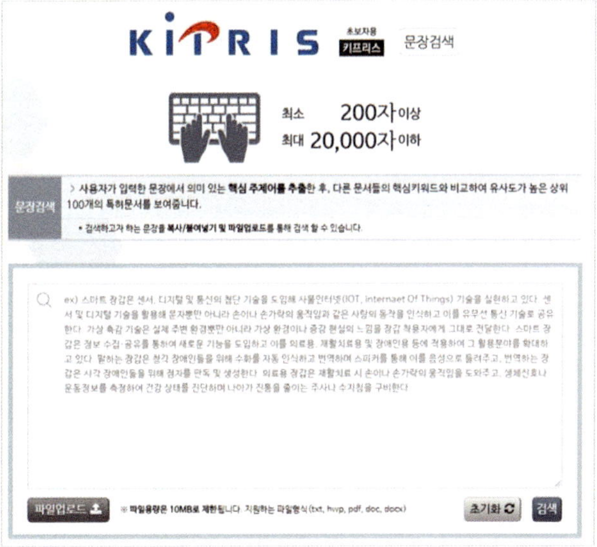

③ 각 검색 방법에 따라 해당 검색 키워드를 입력 후 검색 버튼을 클릭하여 검색 결과를 확인 할 수 있다.

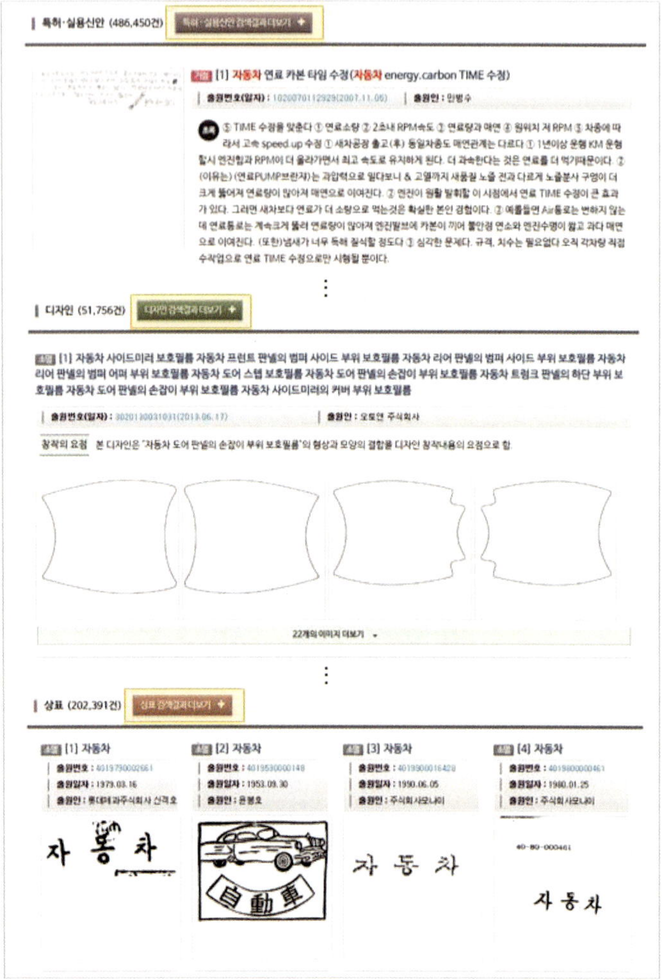

④ 더 많은 검색결과를 확인 하고 싶은 경우 각 권리별 검색결과 더보기 버튼을 클릭하여 확인 할 수 있다.

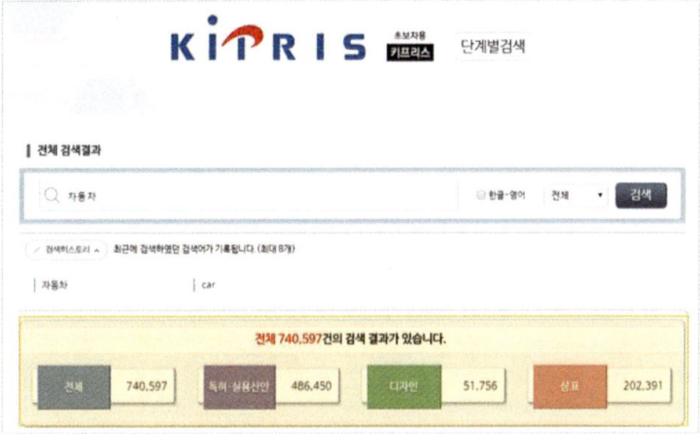

④-1 단계별 검색에서 권리별 검색결과 더보기를 클릭하면 분류코드에 대한 분류통계 결과를 함께 확인 할 수 있다. (분류통계 결과의 경우 상표를 제외한 특허실용신안 / 디자인에서만 제공된다.)

또한, 원하는 분류를 클릭하면 선택한 코드에 해당하는 검색결과를 확인 할 수 있다.

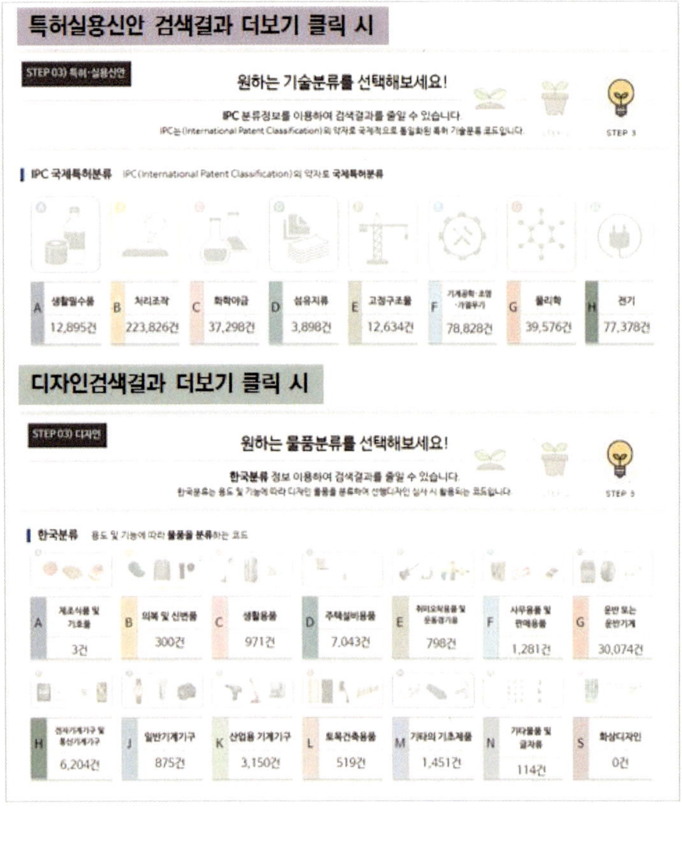

특허실용신안 검색결과 더보기 클릭 시
STEP 03) 특허·실용신안
원하는 기술분류를 선택해보세요!
IPC 분류정보를 이용하여 검색결과를 줄일 수 있습니다
STEP 3
IPC 국제특허분류
A 생활필수품 12,895건
B 처리조작 223,826건
C 화학야금 37,298건
D 섬유지류 3,898건
E 고정구조물 12,634건
F 78,828건
G 물리학 39,576건
H 전기 77,378건
디자인검색결과 더보기 클릭 시
STEP 03) 디자인
원하는 물품분류를 선택해보세요!
한국분류 정보 이용하여 검색결과를 줄일 수 있습니다.
STEP 3
한국분류
A 3건
B 의복 및 신변품 300건
C 생활용품 971건
D 주택설비용품 7,043건
E 798건
F 1,281건
G 30,074건
H 6,204건
J 일반기계기구 875건
K 산업용 기계기구 3,150건
L 토목건축용품 519건
M 기타의 기초제품 1,451건
N 114건
S 화상디자인 0건

03

의료기기 시험검사 준비 서류 및 검사기관

전기·기계적 안전에 관한 시험검사를 신청할 때는 의료 국제규격 IEC60601(3판)에 따라 필수로 준비해야 한다. 준비해야 하는 서류로는 기술문서 초안, 사용자 매뉴얼, 서비스 매뉴얼, 전기회로도, 주요 부품 목록 및 관련 인증서, 위험관리 파일, 소프트웨어 밸리데이션 자료, 필수 성능자료등이 있다. 그리고 사용 적합성에 관한 자료, 방사선 안전에 관한 자료, 경보시스템에 관한 자료, 생리학적 폐회로 제어장치 자료, 기타 보조기준 규격에서 요구하는 사항, 기타 시험에 필요한 추가 부품 등의 자료는 해당하는 장비의 경우에 추가로 준비하여야 한다.

준비된 서류는 지정된 시험·검사기관을 통하여 시험을 거친 후 발급된 서류를 인허가 시에 기술문서로 제출하여야 한다.

시험성적서는 식약처장이 지정한 시험·검사기관에서 발급하는 것 이외에 다음 참고에 기술한 발급 서류여야 한다.

알고 준비하기

전기·기계적 안전 시험성적서로 인정 받는 서류는?

1. 식품의약품안전처장이 지정한 지정기관의 시험성적서
2. 국제전기기술위원회(IEC)가 운영하는 국제전기기기인증제도(IECEE CB-Scheme)에 따라 국제공인시험기관(NCB : National Certification Body)에서 발급한 시험성적서
3. 한국인정기구(KOLAS: Korea Laboratory Accreditation Scheme, KOLAS)에서 인정한 의료기기 분야의 시험검사기관에서 인정된 규격코드로 적합하게 발급한 시험성적서
4. 경제협력개발기구(OECD) 회원국에 허가 당시 제출되어 평가된 시험성적서 (해당 정부 또는 정부가 허가 업무를 위임한 등록기관이 제출받아 승인하였음을 확인한 자료 또는 공증한 자료)
5. 국제시험기관인정협력체(ILAC)의 상호인정협약(MRA)에 따라 ISO/IEC17025를 인정받고, 의료기기 국제규격의 모든 시험항목을 시험할 수 있는 국제시험검사기관이 발급한 서류

전기 · 기계적 안전에 관한 IEC60601(3판) 시험검사 신청서류 준비하기

[필수서류]	[해당하는 경우 준비할 서류]
1. 기술문서 초안	1. 사용적합성에 관한 자료
2. 사용자 매뉴얼	2. 방사선안전에 관한 자료
3. 서비스매뉴얼	3. 경보시스템에 관한 자료
4. 전기회로도	4. 생리학적 폐회로 제어장치 자료
5. 주요부품· 목록 및 관련 인증서	5. 기타 보조기준규격에서 요구하는 사항
6. 위험관리파일	6. 기타 시험에 필요한 추가부품
7. 소프트웨어 밸리데이션 자료	
8. 필수 성능 자료	

생물학적 안전에 관한 자료는 인체에 접촉 · 삽입되거나 인체에 주입하는 혈액·체액 또는 약물 등과 접촉하는 의료기기나 부분품의 경우에 제출해야 하는 자료이다. 시험자료 신청의 경우에 해당 제품이나 모델명과 동일하지 않는 경우에는 이를 입증하는 자료가 제출되어야 하니 시험을 의뢰하기 전에 인허가 최종 품목으로 나갈 제품과 모델명이 맞는지 꼭 확인하여야 한다.

방사선에 관한 안전성 자료, 전자파 안전에 관한 자료도 식약처장이 지정한 시험·검사기관의 자료가 필요하며, 해당하는 자료에 해당제품과 모델명이 동일해야 하니 주의하여 준비해야 한다.

참고사항

1. 전기·기계적 안전에 관한 시험은 「의료기기의 전기 · 기계적 안전에 관한 공통기준규격」(식품의약품안전처 고시), 「의료기기 기준규격」(식품의약품안전처 고시) 및 식약처장이 공고한 규격 또는 이와 동등 이상의 국제 규격(IEC, ISO 등)을 따르거나 식약처장이 고시하거나 공고한 규격이 없는 경우에는 해당 의료기기의 국제 규격(IEC, ISO 등)에 따르되, 「전기사업법」에 의한 국내 표준전압 및 표준주파수, 한국산업규격(KS)에 의한 표준전원 플러그 등의 기준을 따른다.

2. 생물학적 안전에 관한 시험은 「의료기기의 생물학적 안전에 관한 공통기준규격」(식품의약품안전처 고시), 「의료기기 기준규격」(식품의약품안전처 고시) 및 식약처장이 공고한 규격 또는 이와 동등 이상의 국제 규격(ISO 등)을 따르거나 식약처장이 고시하거나 공고한 규격이 없는 경우에는 해당 의료기기의 국제 규격(ISO 등)에 따른다.

3. 기타 안전성 시험과 관련해서는 의료기기 허가·신고·심사 등에 관한 규정 제29조(첨부자료의 요건)을 참고하여 준비하여야 한다.

04

기술문서 심사기관

2등급 의료기기를 심사하는 식약처가 지정한 심사기관으로는 KTL(Korea Testing Laboratory, 한국산업 기술 시험연구원), KTR(Korea Testing & Research Institute, 한국화학융합시험연구원), KTC(Korea Testing Certification Institute, 한국기계전기전자시험연구원), KCL(Korea Conformity Laboratories, 한국건설생활환경시험연구원), 한국의료기기안전정보원, 대구경북첨단의료산업진흥재단, 한국에스지에스(주)가 있고 치과재료에 대해 연세대학교 의료원 치과의료기기 시험평가센터가 있다. 해당 기관에 관한 관련 정보는 식품의약품안전처 홈페이지에서 확인할 수 있다.

의료기기 기술문서심사기관 지정 현황(23.01월 기준, 식품의약품 안전처 고시)

지정번호	기관명	소재지	유효기간 만료일
제10-1호	한국산업기술시험연구원	(서울)구로구	'25.12.31
제10-3호	한국기계전기전자시험연구원	(경기)군포시	'25.12.31
제10-4호	한국건설생활환경시험연구원	(인천)연구구	'25.12.31
제10-5호	한국화학융합시험연구원	(경기)과천시	'25.12.31
제10-6호	한국에스지에스(주)	(서울)용산구	'25.12.31
제14-1호	한국의료기기안전정보원	(서울)구로구	'23.7.6
제19-1호	대구경북첨단의료산업진흥재단	(대구)동구	'25.1.7
제20-1호	연세대학교의료원 치과의료기기시험평가센터	(서울)서대문구	'23.5.1

심사기관별 심사범위 및 심사품목(23.01월 기준, 식품의약품 안전처 고시)

구분	심사품목범위	제10-1호	제10-3호	제10-4호	제10-5호	제10-6호	제14-1호	제19-1호	제20-1호
1	진료대 등(전기)	O	O	O	O				
2	방사선진료장치 등(전기)	O	O	O	O				
3	이학진료용기기 등(전기)	O	O	O	O				
4	심혈관기계기구 등(전기)	O	O	O	O				
5	심혈관기계기구 등(용품)	O	O	O	O	O	O	O	
6	생체현상측정기기 등(전기)	O	O	O	O			O	
7	의료용 자기발생기(전기)	O	O	O	O		O		
8	시술기구 등(전기)	O	O	O	O			O	
9	시술기구 등(용품)	O	O	O	O	O	O	O	
10	시력보정용 렌즈 등(전기)	O	O	O	O	O			
11	시력보정용 렌즈 등(용품)	O		O	O		O	O	
12	의약품주입기 등(전기)	O	O	O	O			O	
13	의약품주입기 등(용품)	O	O	O	O	O	O	O	
14	치과재료 등(용품)	O	O	O	O	O	O	O	O
15	체외진단 분야 등(체외진단)	O	O	O	O		O		

05

제조하는 경우 회사에 갖추어야 할 의료기기 관련 전문가 : 품질관리자

의료기기 품질관리자는 의료기기의 개발부터 시판 후 고객 불만 처리에 이르기까지 의료기기 생애 전 주기에 걸쳐 품질을 보증하기 위한 활동을 수행한다. 품질관리자의 업무는 품질경영(QM, Quality Management), 품질보증(QA, Quality Assurance), 품질관리(QC, Quality Control)로 나뉜다.

품질경영에는 경영활동의 일환으로 최고 경영자의 품질정책과 품질확보를 위한 경영시스템 및 활동 그리고 경영자와 종업원에 이르는 전사적으로 수행되는 품질경영시스템의 업무를 수행하여야 한다. 품질보증에는 품질에 영향을 미치는 요인을 대상으로 품질확보를 위한 시스템적인 활동, GMP 수행, 공정(프로세스)

관리, 벨리데이션 수행, 정기적 품질 평가, 내부감사(자체 실사) 수행, 계측기기의 교정, 변경 관리 승인, 보관 및 유통 중의 품질확보를 위한 대책 수립, 원재료의 구입 및 사용대책을 수립한다. 품질관리로는 원재료, 반제품, 완제품의 프로세스별 이관 및 출하 승인 등의 목적으로 실시되는 시험, 제조기록의 검토와 적부 판정, 시험절차를 점검하여 규정 일탈 관련 기록서 작성, 안정성 시험 시행, 환경 모니터링, 시험법의 벨리데이션, 시험원의 교육 및 훈련, 시험시설의 구비, 위탁 제조/서비스 결과의 적부 판정을 실시한다.

품질관리자가 수행해야 하는 업무가 매우 많고, 책임을 져야 하는 부분으로 자격요건이 있으니, 이 분야에 관해 관심이 있다면 요건에 맞는지 확인해 보거나, 직접 회사를 운영한다면 관련된 사람을 채용하여야 하니 참고하기를 바란다.

품질관리자 자격요건

1.면허소지자

의료기사 등에 관한 법률에 따른 면허소지자

안경사, 치과기공사, 치과위생사, 방사선사, 임상병리사

국가기술자격법에 따른 의공기사 또는 품질경영기사 자격증 소지자

2.학위소지자

4년제 대학 의료기기 관련분야

의료기기 관련분야 : 의학, 치의학, 한의학, 간호학, 이학, 공학

의공계열 석사학위 소지자

의료기기 관련분야가 아닌 학사학위 취득자의 경우

3. 경력소지자

의료기기 관련분야 이외 학사학위 소지자 : 2년 이상

관련분야 전문대 졸 : 1년 이상(3년제 졸), 2년 이상(2년제 졸)

관련분야 이외 전문대 졸 : 3년 이상(3년제 졸), 4년 이상(2년제 졸)

의료기기 관련분야의 산업수요 맞춤형 고등학교 졸업 : 4년 이상

고등학교 졸업 : 6년 이상

참고

ISO 13485의 의료기기 제조 및 품질관리 기준 항목

4. Quality management system 품질경영시스템
   - 4.1 General requirements 일반 요구사항
   - 4.2 Documentation requirements 문서화 요구사항
5. Management responsibility 경영책임
   - 5.1 Management commitment 경영 의지
   - 5.2 Customer focus 고객 중심
   - 5.3 Quality policy 품질 방침
   - 5.4 Planning 기획
   - 5.5 Responsibility, authority and communication 책임과 권한 및 의사소통
   - 5.6 Management review 경영 검토
6. Resource management 자원 관리
   - 6.1 Provision of resources 자원의 확보
   - 6.2 Human resources 인적 자원
   - 6.3 Infrastructure 기반 시설
   - 6.4 Work environment and contamination control 작업 환경 및 오염 관리
7. Product realization 제품 실현
   - 7.1 Planning of product realization 제품 실현의 계획
   - 7.2 Customer-related processes 고객 관련 프로세스
   - 7.3 Design and development 설계 및 개발
   - 7.4 Purchasing 구매
   - 7.5 Production and service provision 생산 및 서비스 활동
   - 7.6 Control of monitoring and measuring equipment 모니터링 및 측정 장비 관리
8. Measurement, analysis and improvement 측정, 분석 및 개선
   - 8.1 General 일반사항
   - 8.2 Monitoring and measurement 모니터링과 측정
   - 8.3 Control of nonconforming product 부적합 제품 관리
   - 8.4 Analysis of data 정보 분석

〈참고문헌〉

- 김성혜, 이영희, & 윤옥종(2017). 간호사의 의료용품 개발 경험에 관한 융합연구. 한국융합학회논문지, 8(12), 139-148.
- 김수범(2017). ICT 기반 고령친화산업 혁신을 위한 해외사례 분석 및 시사점, 한국보건산업진흥원
- 김증임 외(2022), 헬스케어테크놀로지, 노인간호학, p483-501, 수문사
- 김춘미 외(2022), 최신 보건프로그램 개발 및 평가, p338-356, 수문사
- 김충현(2023). 의료기기 산업의 미래에 투자하라, 클라우드나인
- 고령친화우수제품 서류작성 매뉴얼(2023년)
- 고령친화제품 사용성평가 가이드라인_성인용 보행기(보행차 보행보조차)
- 간호사타임즈(2022), "간호 서비스 산업화, 환자 치유 환경 질 높일 것" Available from:http://www.fornurse.co.kr/news/articleView.html?idxno=12283
- 고령친화산업센터 홈페이지 https://www.khidi.or.kr/esenior
- 과학기술 지식인프라, https://www.scienceon.kisti.re.kr
- 국가과학기술지식정보서비스, https://www.www.ntis.go.kr
- 국가법령정보센터, https://www.law.go.kr
- 국민건강보험공단, https://www.longtermcare.or.kr/
- 국민신문고, https://www.epeople.go.kr/index.jsp
- 디자인법
- 박선오 외(2019), 2019년도 고령친화산업 육성 사업, 보건복지부, 한국보건산업진흥원
- 박준석(2013), 한국 지적재산권법과 다른 법률들과의 관계, 서울대학교 법과대학
- 보건복지부, 건강증진개발원(2023), AI IoT 기반 어르신 건강관리 안내
- 복지용구_품목별_이용현황('2023.02)
- 산업연구원(2017), 4차 산업혁명 시대의 신성장동력, 스마트헬스케어산업, 산업경제이슈 12호, Available from: http://www.kiet.re.kr/kiet_web/?sub_num=9
- 상표법
- 식품의약품안전처 의료기기안전국 의료기기관리과(2021), 의료기기 GMP 종합해설서 민원인 안내서 제6판.
- 식품의약품안전처(2018.08) 스마트헬스케어 의료기기 기술 · 표준전략보고서
- 식품의약품안전처(2020), 의료기기 제조(수입) 허가 · 신고 · 심사 등 민원처리 안내서
- 식품의약품안전처(2020), 의료기기 기술문서 심사 이해하기 가이드라인[민원인 안내서].
- 식품의약품안전처, 의료기기 정보, https://udiportal.mfds.go.kr/

○ 실용신안법

○ 오의금(2022), 넥스트 노멀시대, 간호산업화 전략: 간호서비타이제이션, 2022 한국간호과학회 추계학술대회

○ 의료기기 임상시험 결과보고서 작성 가이드라인 식약처(2019.12)

○ 의료기기 임상시험 관리기준(2021.06.24.)

○ 의료기기 임상시험 길라잡이-성능시험 가이던스 품목을 중심으로(2020.03)

○ 의료기기 임상시험계획 승인에 관한 규정(2018.03.)

○ 의료기기 품목 및 품목별 등급에 관한 규정

○ 의료기기 허가 · 신고 · 심사 등에 관한 규정

○ 아이리듬 Available from: https://www.zioreports.com/#HOME

○ 연속혈당측정기 (가디언컨넥트) Available from: http://handokmedtronicmall.co.kr/category/guardian-connect/66/

○ 의료기기법

○ 의료기기산업 종합지원센터(2021), 의료기기 시장진출 통합가이드라인

○ 이선희(2023), 의료 및 간호기기산업화 활성화 방안, 2023년 한국산업간호학회 동계학술대회

○ 이연우, 김미현, 박시현, 이희주, 진소연, 정혜원, & 문선희(2021), 흡인간호용품 세트의 개발과 적용 효과. Nursing & Health Issues, 26(2), 104-113.

○ 이태화(2018), 간호학 보호육성분야 연구과제 도출을 위한 연구. 한국연구재단

○ 이태화, 이현정, 이경희, 김희순(2019), 4차 산업혁명시대를 이끄는 미래 간호인재 양성을 중심으로, 과학기술유공자 정책제안

○ 의료기기 제조(수입) 허가 · 신고 · 심사 등 민원처리 안내서(민원인 안내서)식약처(2020. 09)

○ 의료기기정보포털, https://www.udiportal.mfds.go.kr

○ 인슐린펌프 (메드트로닉) Available from: https://www.medtronicdiabetes.com/products/minimed-770g-insulin-pump-system

○ 자동 SOS 호출시스템 Available from: https://m.kmib.co.kr/view.asp?arcid=0924271953

○ 지식재산기본법

○ 채규한(2023), 우리나라 의료기기 시장 현황과 간호에 대한 기대, 2023년 한국산업간호학회 동계 학술대회

○ 특허법

○ 한국디지털헬스 산업협회(2023.03), 2021년 국내 디지털 헬스케어 산업실태조사

○ 한국보건산업진흥원(2020), 디지털헬스산업분석 및 전망연구, 한학문화

○ 2022년 자주하는 질문집 (의료기기 분야) (2022.12).

○ 2023년 고령친화제품 사용성평가에 관한 공통기준 실무안내서(2023.01).

○ 2023년_상반기_복지용구_신규_급여결정신청(제품)_공고문

○ 2023년_상반기_복지용구_신규_급여결정신청(품목)_공고문

○ 특허정보검색서비스(KIPRIS), https://www.kipris.or.kr

○ 학술연구정보서비스(RISS), https://www.riss.kr

○ 한국보건산업진흥원, 의료기기산업시장 현황, Available from: http://210.179.230.152:8083/statHtml/statHtml.do?orgId=358&tblId=DT_358N_BAD002&conn_path=I2

○ AgeWell Biometrics, Available from: https://www.medstartr.com/project/detail/1040

○ Cochrane, www.cochranelibrary.com

○ Embase, www.embase.com

○ Hondawalking, Available from: https://www.medgadget.com/2008/11/honda_makes_public_new_robotic_walking_assist_device.html

○ http://www.consort-statement.org/

○ https://clinicaltrials.gov/

○ https://cris.nih.go.kr/

○ IE6(R2) Good Clinical Practice: Integrated Addendum to ICH E6(R1) Guidance for Industry : 4.9 Records and Reports. (2016. 11)

○ KMLE, https://www.kmle.co.kr

○ Knocki, Available from: https://www.indiegogo.com/projects/knocki-make-any-surface-smart-gadget-technology#/

○ Lee JH, Song YA, Jung JY, Kim, Nan Ji, Yang YE, Shin CW, Cho MS (2018), Nurses' Needs for Care Robots in Integrated Nursing Care Services, J Adv. Nurs.74:2094 · 2105

○ NICE 기업정보, www.nicebizinfo.com

○ Omate S3, Available from: https://newatlas.com/omate-wherecom-s3-seniors-smartwatch/43370/

○ Pubmed, www.ncbi.nlm.nih.gov/pubmed

○ Song YA, Kim HJ, Lee HK (2018), Nursing, Robotics, Technological Revolution: Robotics to Support Nursing Work, J Korean Gerontology Nursing Special Issue, December 144-153.

PART.2

발굴

세상을 이롭게 만드는 아이디어

1. 무엇을 어떻게 개발할까?
2. 누구와 함께 개발할까?
3. 개발사례 엿보기

PART 2에서는 의료기기 연구개발을 진행할 때 중요한 3가지 요소인 - 무엇을, 어떻게, 누구와 개발하는지에 함께 살펴볼 것이다. 1장에서는 아이디어에서 출발해서 연구개발 주제 선정하는 과정을 사례 중심으로 살펴보면서 중요한 원칙을 점검하고, 2장에서는 연구개발 컨소시엄을 구성할 때 개발팀의 역량이나 의지 등을 확인하는 방법과 전문가 중심으로 연구팀 구성하는 과정을 사례 중심으로 살펴보겠다. 3장에서는 최근 전 세계적으로 과학기술을 활용하여 개발된 제품이 보건의료 분야에서 활용되는 사례를 구체적으로 살펴볼 것이다. 지식재산권 파트는 PART 3에서 자세하게 다룰 것이므로 여기서는 생략하겠다.

간호 아이디어를 제품으로 연구 개발하기 위한 과정을 흐름도로 표현해 보면 주제선정, 지식재산권 확보, 컨소시엄 구성, 전문성 확보 측면으로 나눌 수 있다. 네 가지 과정은 반드시 순차적으로 진행하지 않아도 되며 공동 연구일 때는 서로 협의하면서 보완하고 수정할 수 있다.

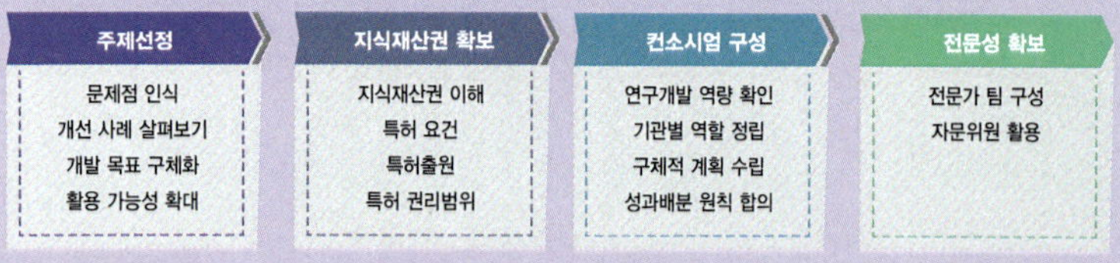

01

무엇을 어떻게 개발할까?

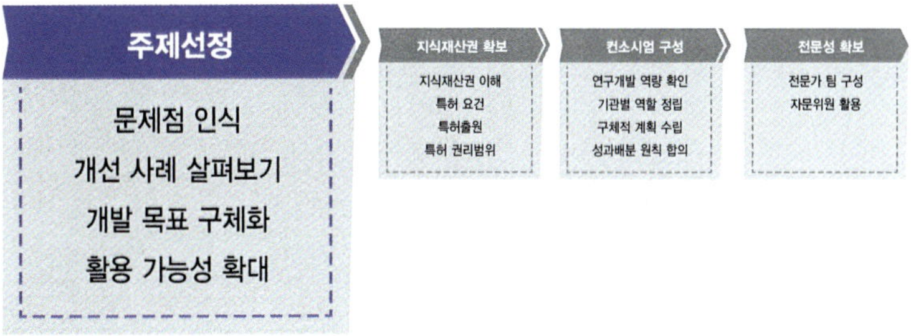

우리는 누구나 살아가면서 여러 가지 어려움을 겪는다. 현실에서 부딪히는 문제는 해결이 가능한 것도 있고 불가능한 것도 있다. 때때로 스트레스를 받으면서도 문제를 해결하기 위해 노력하고 또한 어쩔 수 없는 일들은 잊어버리기도 하고, 가끔은 문제의 원인을 타인이나 외부 환경으로 돌리면서 그 문제에서 벗어나려고 시도한다. 우리가 살아가는 매일의 일상이 그런 과정을 반복하며 실패와 성공을 반복하는 것이 아닐까? 그런데 한 번쯤 본인에게 닥친 어려운 문제를 해결하기 위해서 몰입하고 노력해서 해결해 본 일이 있다면 누구나 그 경험을 잊지 못할 것이다. 문제를 해결했을

때 느끼는 성취감은 그 어떤 것보다 값지고 소중하다. 연구개발 과제 진행도 그런 멋진 경험이 될 수 있다.

이 장에서는 간호 현장의 문제에서 어떻게 연구개발 과제로 발전하는지 사례 중심 단계별로 정리해 보았다. 간호 현장의 여러 가지 문제를 연구개발 과제로 도전하려고 준비하는 분들에게 실제적인 도움이 되고자 하는 마음으로 스마트매트리스 연구개발 과제를 준비하면서 느낀 점을 예로 들면서 기록하여 정리하였다.

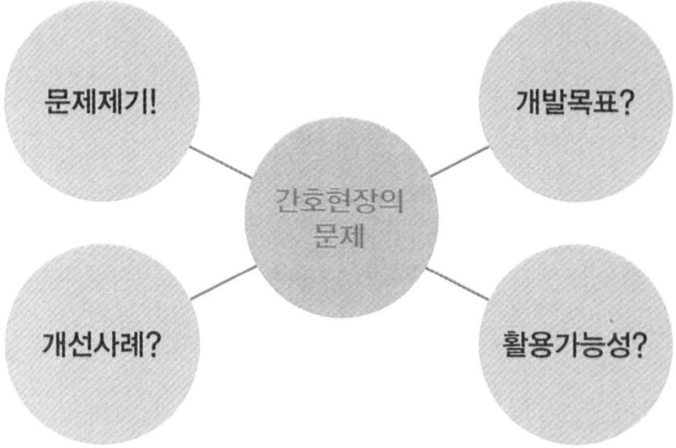

1. 간호 현장의 문제에서 출발하기

현재의 문제에서 한 걸음 나아가야 한다. 간호사로 일하면서 부딪히는 현장의 문제는 정말로 무궁무진하다. 몸과 마음이 건강하지 않은 누군가를 돌본다는 것은 정말로 쉬운 일이 아니다. 간호사들은 환자의 문제를 해결하기 위해 매일 정신없이 뛰어다니고 최선을 다해 노력한다. 지금 이 순간에도 임상 현장의 간호사들은 투약, 활력징후 측정, 간호 기록 등의 기본적인 간호업무 외에 환자를 육체적, 정신적으로 보살펴주느라 하루 24시간이 부족할 정도로 애쓰고 있다. 그러면서 여러 가지 해결하기 어려운 문제에 부딪히곤 한다. 그 중에서도 간호사의 노력만으로는 안 되는, 구조적으로 해결하기 어려운 문제에 때때로 직면한다. 그리고 가끔은 자신만의 방식으로 노력해서 문제를 해결하기도 하는데 그렇게 잘 해결되었을 때 느끼는 성취감은 이루 다 말할 수 없을 정도이다. 아무래도 오랫동안 간호사로 현장에서 일하는 많은 간호사는 이런 맛에 힘들다고 하면서도 일하는 것이리라.

그런데 여기서 잠깐!

오늘 하루 업무를 마치고 되돌아볼 때, 무언가 부족하고 아쉬운 부분이 있었는가? 아무리 노력해도 해결하기 어려운 문제, 타협하고 받아들여야만 하는 문제, 그렇지만 환자와 간호사를 계속 힘들게 하는 문제, 선배들에게 그건 원래 그래 그러니까 받아들이라고 조언받았던 문제. 이 지점이 중요한 터닝 포인트이다. 무엇인가를 개발하거나 개선하고자 한다면 이 지점에서 어떻게 하는지가 가장 중요하다. 부족하다고 느끼는 부분이 새로운 무언가를 창조하기 위한 첫걸음이다. 간호사와 환자를 항상 힘들게 했던 문제를 해결하는 새로운 방법을 찾는 것이 개발이다!

새로운 방법을 찾기 위해서 대부분 사람이 시도하는 방법은 교재 혹은 매뉴얼을 찾아서 부족한 부분을 보충하거나 선배나 동료들에게 조언을 구하며 성장과 발전을 위해 노력하는 것이다. 그런데 개인적 성장과 발전 차원으로 접근하는 방법에서 한 단계 더 나아가는 과정이 연구개발의 첫 번째 단계라고 생각한다. 즉 개인적 차원의 접근에서 나아가 프로세스나 환경적 접근이 매우 중요하다. 그 업무를 꼭 그렇게 해야만 하는가? 다른 방식으로 접근은 가능하지 않은가? 그 문제를 해결하기 위해서 어떻게 개선되면 될까? 가능한 방법은 없을까? 문제에 대한 불평불만 혹은 적당한 타협에서 한 걸음 더 나아가서 해결 가능한 대안에 대한 여러 가지 모색. 거기서 연구개발의 첫걸음이 시작한다.

2. 한 단계 더 나아가기 : 문제 원인 분석 → 개선 아이디어로 발전

연구개발을 위해 가장 중요한 출발점은 개인적 어려움이나 실패 또는 실수 경험에서 한 단계 더 나아가는 것이라고 했는데 구체적으로 어떻게 해야 하는지 예시를 들어 설명하고자 한다.

〈문제 제기〉

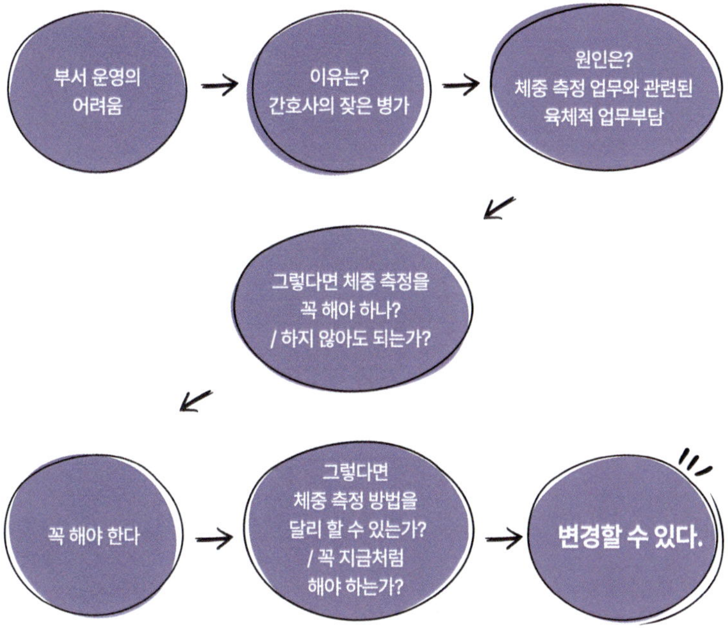

왼쪽의 그림은 부서 운영의 어려움이라는 수간호사의 추상적인 문제인식에서 출발하여, 점차 구체적으로 파고드는 원인파악, 동시에 프로세스와 다양한 환경 요소를 고려하면서 문제해결의 실마리를 찾아나가는 사고의 흐름을 표현한 것이다. 이 과정에서 가장 중요한 부분은 각 단계에서 여러 가지 개선방안에 대해 생각해보는 것이다.

또 하나의 예시로 신체 보호대와 관련된 안전사고를 떠올려보자. 환자들은 병원에서 치료적 목적으로 적용한 기관지 내관, 위관, 흉관 등의 다양한 관과 산소, 수액 공급 등의 목적으로 여러 가지 라인을 가지고 있다. 중환자일수록 더 많은 생명유지 장치를 적용하고 있는데 이때 환자가 무의식중에 관을 뽑게 된다면 생명을 위협할 수 있는 치명적 상황이 발생하므로 환자 안전을 위해서 신체 보호대를 적용하여 이러한 위험을 예방하고 있다. 그런데 가끔 현장에서는 신체 보호대와 관련된 여러 가지 안전 문제가 발생하곤 한다. 신체 보호대를 하고 있음에도 불구하고 관이 제거되거나 신체 보호대를 너무 강하게 적용하여 피부 문제가 생기기도 한다. 만약 오늘 내가 담당한 환자에게 이런 문제가 발생했다고 상상해보자. 담당 간호사로서 매우 속상하고 여러 가지 생각과 감정이 들 것이다. 그리고 왜 그렇게 되었는지 다음부터는 어떻게 해야 하는지 스스로 점검하게 될 것이다.

개인적인 성장과 발전을 위한 점검도 매우 중요하다. 하지만 연구개발을 위해서는 여기서 한 단계 더 나아가는 것이 중요하다. 이것을 꼭 이렇게 해야 하는가? 좀 더 개선된 방법은 없을까? 이때 도움을 받을 수 있는 게 검색이다. 바야흐로 우리는 정보화시대에 살고 있어 우리나라의 정보뿐만 아니라 전 세계에서 생산된 정보에도 쉽게 접근할 수 있다. 간호환경을 개선하고자 하는 의지만 있다면 유용하고 진보적인 문제해결의 실마리를 찾을 수 있을 것이다.

3. 연구개발 목표 설정

다음 단계에서 중요한 부분은 개발하려는 제품의 목표를 구체화하는 것이다. 구체적이면 구체적일수록 좋다. 개발하려는 제품의 목적이 막연하면 연구개발 과제는 성공하기 어렵다. 구체적으로 기존 제품 대비 어떤 장점을 가지며 기존 제품에서 해결하지 못한 문제를 어떻게 개선 가능한지 수치로 표현할 수 있다면 더욱 좋다. 만약 목표가 여러 개라면 우선순위를 정하는 것도 좋다. 스마트매트리스 개발과제의 목표는 침상 내 체중 측정, 자동 회전 자세 변경, IoT 기반 생체정보 모니터링이었다. 이 목표에서 우선순위를 세워보면,

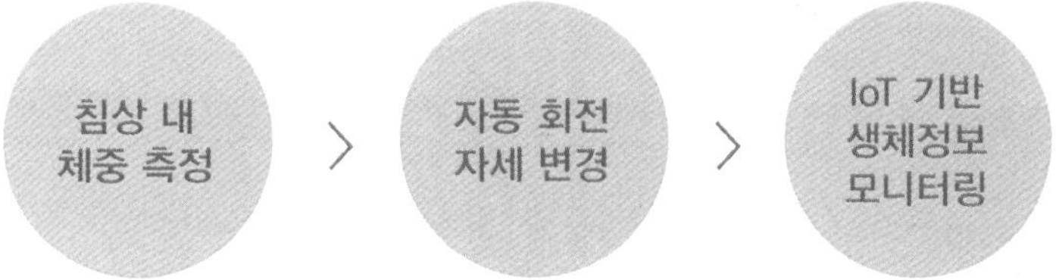

순이다. 이렇게 우선순위를 정하면 연구개발 과정에서 참여 기관 간 의사소통에도 좋고 각각의 기능을 모두 다 충족하기 어려울 때 가장 먼저 시급하게 진행할 것을 찾는 데 도움이 된다.

앞에서 예를 든 신체 보호대의 문제를 해결할 때 피부 손상 예방과 매듭이 잘 풀리는 안정성 문제 중에 어떤 것이 우선순위인지 정하고 만약 두 가지 다 해결 가능하다면 더욱 좋겠지만 하나에 더 집중한다면 어느 것을 선택할지를 결정해야 한다. 피부 손상 문제

해결 방법은 구체적으로 어떻게 되는지 기존 제품 대비 어떤 부분을 개선할 것인지를 여러 가지 사이트를 활용하여 비교해보는 것이 좋다. 내가 신규간호사로 근무할 때는 신체 보호대가 끈을 이용하여 손목을 고정하는 방식이었다. 이런 방식은 안정성에 문제가 많았다. 환자가 몸을 구부려서 손가락 근처로 가져가서 손가락을 이용하여 관을 제거하게 되는 일들이 종종 발생했다. 이러한 문제를 해결하기 위해 끈을 이용한 방법 대신 장갑을 이용한 보호대로 발전하여 지금은 대부분의 병원에서 장갑형 신체 보호대를 사용하고 있다. 하지만 장갑을 이용한 신체 보호대는 환기 부족으로 피부 문제가 발생하고 환자의 불편을 더욱 초래하는 측면이 있다. 그래서 최근에는 더 발전된 형태인 망사형 장갑 신체 보호대가 나왔다. 이런 방법으로 계속 현재 사용하고 있는 방법의 문제점에 집중해서 구체적으로 개선해야 할 포인트를 잡는 게 좋다.

한·줄·정·리

개발 제품의 목표는 구체적이고 양적으로 수치화 가능하면 좋다.

개발 제품의 목적이 하나 이상이라면 우선 순위를 정해라. 개발 과정의 혼란을 예방할 수 있다.

4. 개발 제품의 활용 가능성

개발하려는 제품의 목표를 구체적으로 정하고 우선순위를 정했다면 이 제품의 활용 가능성을 확대해 보자. 이 과정이 중요한 이유는 사업화 가능성과 연구개발 진보성 두 가지 측면이다.

사업화 가능성

아무리 좋은 제품을 만들어도 결국 현장에서 사용할 수 없다면 무슨 소용이 있겠는가? 만약 개발하려는 제품의 시장이 넓다면 사업화에 성공할 가능성이 크고 개발하려는 기업도 많을 것이다. 또 정부의 연구개발 과제로 도전해도 선정될 가능성이 크다. 그렇지만 그 반대일 경우에는 개발하려는 기업이 없고 연구과제로 도전해도 선정될 가능성이 매우 적다. 마치 물고기를 많이 잡으려면 그물을 넓게 쳐야 한다는 원리와 같다. 개발 제품의 목표는 구체적으로 정하되 개발된 제품을 사용하는 소비자를 넓게 확보하는 것 이것이 사업화의 핵심이다.

스마트매트리스 연구개발 과제 사례를 공유하면 다음과 같다. 스마트매트리스 초기 개발 목표는 침상 내 체중 측정으로 인한 간호업무 부담 감소였다. 그런데 실제로 연구개발 과제로 도전하기 위해서는 과제의 범위가 너무 협소하므로 개발 목표를 확대하는 편이 과제선정에 보다 유리할 것이라는 조언을 받았다. 그래서 침상 내 체중 측정이 필요한 환자에게 필요한 여러 가지 기능을 고민해보았다. 침상 내 체중 측정 대상 환자는 대부분 스스로 거동이 불편한 와상 환자이다. 와상 환자는 욕창 예방을 위해 2시간마다 자세 변경이 필요한데 이는 간호사의 육체적 부담을 가중하므로 체중 측정에 자세 변경이 추가되면 좋겠다고 생각하면서 스마트매트리스의 기능을 확대했다. 이렇게 되면 침상 내 체중 측정 외에 자세 변경 수요가 늘어나므로 수요대상자가 더 늘어날 수 있다. 욕창 예방을 위한 자세 변경 업무는 매 2시간 마다 간호사가 2명 이상 필요로 하는 간호 활동으로 육체적 부담 외에도 간호업무 시간도 많이 소요되므로 개발하려는 스마트매트리스에 자동 회전 기능이 추가된다면 간호 업무량, 육체적 부담 두 가지를 다 해결해줄 수 있는 1석 2조의 가치 있는 기능이었다.

위와 같이 개발 제품의 수요와 활용도를 점검하면서 목표를 다양화할 때, 중요한 점은 우선순위와 개발 가능성 그리고 참여 기관과 공유이다. 우선순위를 정하지 않으면 나중에 연구개발 과정에서 여러 가지 혼란을 초래할 수 있고 참여 기관 간의 이해관계가 상충할 때 해결하기 어려워지며 결국 공동의 목표가 없어지고 각자의 목표로 진행되기 때문에 최종 결과물을 산출하기가 어려워진다. 반드시 잊지 말아야 할 점은 우선순위를 정해서 참여 기관과도 함께 공유하는 것이다. 개발 가능성을 정할 때는 현재 기업이 보유하고 있는 기술력과 개발하려고 하는 정량적 목표를 초기 단계에서부터 확실하게 짚는 것이 중요한데, 이는 연구개발 과정 중에 나침반처럼 목표 지점을 모두 함께 바라보고 그 방향으로 나아갈 수 있도록 하기 위해서이다.

연구개발 진보성

연구개발 과제에서 진보성은 큰 의미가 있다. 상용화 목적만 고려한다면 굳이 연구개발 과제로 진행할 필요가 없기 때문이다. 미개척 분야에 대한 도전과 개발하려는 기술력의 진보성, 그리고 관련 분야 파급효과는 중요하다. 이러한 이유로 정부의 연구개발 과제 선정 평가 지표에서 진보성을 중요한 요소로 평가한다. 이는 선정 평가 지표인 연구계획, 연구역량, 성과 활용 측면 중에서 성과 활용 요소를 말하는데, 사업화 계획과 기대 효과로 연구 성과물의 과학, 의료, 산업계에 미치는 파급효과를 평가하는 것을 말한다. 연구개발 진보성은 관련 분야에 미치는 효과로 처음에는 연구자의 개인적 문제해결을 위한 아이디어에서 출발했을 지라도 최종적으로는 발명품이 관련 분야에 어떤 영향을 미치는지 다각도로 고려해야 한다. 만약 개발 제품이 관련 분야에 파급효과가 크고 이전의 기술 개발로 해결하기 어려운 부분이었다면 높게 평가받게 된다. 그러므로 간호사는 연구개발 과정에서 과학 분야, 보건의료 분야, 산업 분야로 확대시킨 거시적 관점에서 조망하고 의미를 찾을 필요가 있다. 이 과정에서 최신 보건의료 분야 혁신 의료기기 개발 동향 등을 참고하면 도움이 될 것이다.

진보성 여부는 사실 연구개발 경험이 적은 실무 간호사에게는 매우 어려운 문제가 될 수 있으므로 변리사 혹은 관련 기술 분야 전문가의 도움을 받는 것이 좋다. 만약 본인이 간호 현장의 문제를 해결할 수 있는 아이디어가 있다면 특허출원 상담을 통해 변리사의 도움을 받기를 적극적으로 추천한다. 요즘은 연구개발을 장려하는 분위기로 병원이나 학교 등 기관마다 담당 변리사 제도를 두고 있다. 이를 활용하여 개발하고자 하는 아이디어에 대해 특허 상담 등을 진행한다면 보다 전문적인 도움을 받을 수 있을 것이다. 상담받은 후에 아이디어가 특허출원이 가능하다면 연구개발 가능성이 높아질 수 있다. 변리사는 전문적으로 아이디어에 대한 국내외 특허 검색을 통해 진보성을 객관적으로 평가해줄 수 있고 초기에 상담한 아이디어의 장점과 부족한 부분을 알고 어떻게 해야지 아이디어가 특허로 완성될 수 있는지를 도와준다. 마치 해외로 여행 갈 때 가이드 같은 분이라고나 할까? 가이드 없이도 여행할 수 있지만 가이드 도움을 받으면 여행을 훨씬 깊이 있게 음미하고 즐길 수 있는 것과 비슷하다.

진보성 부분에서 또한 고려해야 할 점은 관련 산업 분야 동향 특히 보건의료 분야 최신 기술 동향이다. 의학, 약학, 건강 분야에서 최신 트렌드나 주목받고 있는 기술이 무엇이고 우리 연구에서 이 분야와 함께 할 수 있는 공통점이 있는지 등을 검토하면 좋다.

지금까지 간호 아이디어에서 출발해서 연구개발을 준비할 때 함께 고려해보아야 할 중요한 부분에 대해 사례 중심으로 살펴보았다. 이 장에서 다룬 내용을 표로 요약하면 다음과 같다. 〈표 2-1〉

〈표 2-1〉 연구개발 주제, 제품 선정 단계 및 점검 사항

	단계별 주요 포인트	세부 점검 사항
1단계	간호 문제에서 출발	• 간호 현장의 어려운 문제 → 연구개발의 첫걸음 • 개인적 문제 해결 → 구조적, 프로세스 등 다양한 접근 필요 • 기존의 해결 방법 → 다른 방법 모색
2단계	한 단계 더 나아가기	• 원인 분석 → 대안 마련 (환경, 구조적, 프로세스 개선 고려) • 개선 아이디어로 발전
3단계	개발 제품 목표 설정	• 구체적, 정량적(수치화 가능)이면 좋음 • 우선순위 정하기 • 참여 기관과 공유하기
4단계	개발 제품 활용 가능성	• 사업화 가능성 : 수요, 활용도 넓으면 좋음 • 연구개발 진보성 : 관련 산업 분야, 의료분야, 과학 분야 파급효과 • 진보성 : 기존 기술력으로 해결하지 못한 문제가 해결되었는가? • 보건의료 분야 최신 연구개발 동향 참고 • 개선 아이디어 특허 상담 추천

02

누구와 함께 개발할까?

아이디어에서 제품 개발까지는 혼자서 할 수 없는 과정이다. 잘 개발된 좋은 제품이라고 하더라도 판매까지 고려한다면 더욱 여러 가지 변수를 생각해야 한다. 일반적으로 아이디어에서 제품 개발하는 방법은 1인 벤처기업(스타트업)으로 시작하기, 개발할 기업을 찾아서 함께 하기, 국가 연구개발 과제로 컨소시엄을 구성해서 진행하기의 3가지로 요약된다. 이 책에서는 국가 연구개발 과제로 진행하는 방법에 초점을 맞추어서 내용을 기술했다는 점을 미리 고려해주면 좋겠다. 왜냐하면 1인 벤처기업이나 개발 기업을 찾아서 공동으로 창업하는 등의 방법은 더 어렵고, 개인 자본도 들어가는 힘든 과정이기 때문에 좋은 아이디어가 있다고 하더라도 처음부터 시도하지는 않는다.

"구슬이 서 말이라도 꿰어야 보배다"라는 우리 속담이 있다. 아무리 아이디어가 좋고 어떤 제품을 만들 것인지에 대해 잘 준비되어 있다고 하더라도 팀을 잘 구성해야 한다. 다수의 국가연구개발과제가 산, 학, 연, 병 공동 개발을 요구하고 있다. 연구개발 과제로 진행하지 않는다고 하더라도 아이디어에서 연구개발, 인허가와 등록, 판매까지는 여러 단계를 거쳐야 하므로 기업이나 학교 혹은 연구소와 협력은 매우 필요한 요소라 할 수 있다.

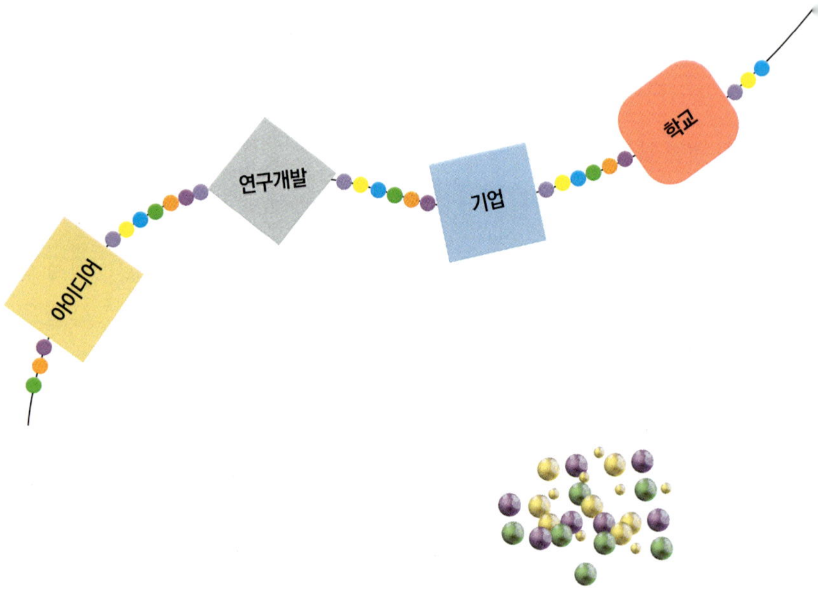

그러므로 잘 준비된 구슬인 연구개발 과제를 기업과 학교 등 같이 목표를 달성해줄 팀을 구성하여 잘 꿰어내야 한다. 연구팀 구성과 연구개발 목표 선정이 상호 보완적인 과정이긴 하지만 대부분 먼저 목표를 설정하고, 기술력과 연구개발 경험이 있는 기업을 찾아서 팀 구성을 한다. 그리고 서로 논의하면서 목표를 더 확대하거나 수정 보완하게 된다.

사실 병원 간호 현장의 실무 간호사나 대학이나 기관의 연구자라고 할지라도 연구개발을 함께할 기업을 찾고 기업과 협업하는 것이 쉬운 문제는 아니다. 가장 먼저 부딪히는 문제는 어떤 기업이 이 문제를 해결할 수 있는지 도무지 알 수 없다는 것이다. 스마트매트리스 연구개발 과정을 예로 든다면 우리 연구개발의 목표는 이전에도 기술했듯이 침상 내 체중 측정 〉 욕창 예방 자동 회전 기능 〉 비접촉 생체정보 모니터링이므로 이에 대한 기술력을 가지고 있거나 판매 경험이 있는 기업을 찾아야 한다. 우리 과제의 경우 기업과의 미팅은 병원의 연구 행정팀이 많은 도움을 주었다. 그렇지만 전적으로 이에 의존할 수는 없었기에 기업정보 검색 방법을 통해서 참여 가능 기업과의 미팅을 여러 차례 가지게 되었다.

1. 연구개발 참여 기관 구성

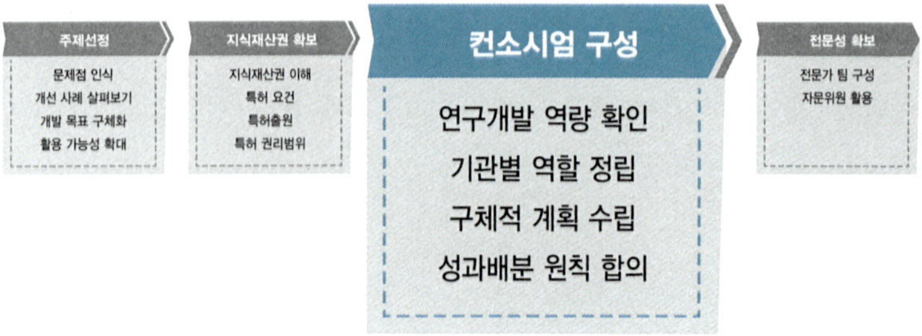

1단계, 연구개발 역량과 의지 확인

제품 개발을 위해서 기업과 공동 협력 과정이 필수적인데 기업의 역량이나 의지를 확인하는 게 매우 힘들다. 우선 가장 먼저 부딪히는 벽은 기술력 즉, 기업의 연구개발 역량을 확인하는 과정이다. 이 부분이 간호사로서는 판단하기 매우 어려운 전문적인 분야이기 때문이다. 둘째는 만약 그런 기술력을 가진 기업이 있다고 해도 연구개발 과정에서 공동 목표를 위한 협력 과정이 순탄치 않다. 기업은 병원과 달리 기업의 문제 해결 방식이 있고 우선순위도 다르다. 그렇기에 산학연 공동 연구개발 과정에서는 소통이 매우 중요하다.

소통은 연구개발을 위한 역량과 의지 확인을 위한 첫 번째 단계라고 생각된다. 우리 과제의 경우 우선 국내 침대회사, 체중 측정 회사를 전부 리스트업 해서 기업 대표와 확인하는 과정을 거쳤다. 침대회사 외에도 생체정보 모니터링 기업과도 마찬가지 과정을 거쳤다. 일면식도 없는 사람이 무조건 연락해서 관심이 있는지 문의하고 관심이 있다면 회사와 미팅을 가지는 방법으로 진행했는데 이 과정이 쉽지는 않았고 만약 병원에 그 회사가 납품하는 제품이 있다면 병원 물류 팀 직원 중에 알고 있는 사람이 있는지 수소문해서 소개받는 방법 등을 활용했다. 우리 과제의 경우 10개 정도의 기업을 접촉하여 이와 같은 과정을 시도했다.

어떤 회사는 지금 만들고 있는 제품도 너무 잘 팔리고 현재 상태에 만족하기 때문에 연구개발에 관심 없다고 했고 어떤 회사는 비슷한 물건을 만들어서 팔기도 했지만 이후 A/S에 너무 노력이 많이 들어서 현재는 포기했고 다시 하고 싶지 않다고도 했다. 어떤 회사는 국책과제를 시행해봤는데 연구개발 과정 중에 제출해야 하는 연구 성과물과 서류작업이 너무 많아서 회사 운영에 영향을 미쳐서 부담스럽다고 하는 회사도 있었다. 이와 같은 과정 중에서 가장 안 좋았던 기억은 그런 제품이 성공하겠느냐 그런 게 가능했으면 왜 지금까지 그런 물건이 안 나왔겠느냐며 비웃는 회사나 단지 우리 회사는 너희 병원에 우리 물건을 납품하고 싶어서 만났다고 노골적으로 말하는 회사에 대한 기억이었다.

한 기업은 솔직하게 연구개발에는 관심 없고 그런 물건을 정말 만들 수 있겠냐며 노골적으로 비웃기까지 했다. 지금 다시 생각해보면 내가 정말 무모했고 왜 그렇게까지 스마트매트리스를 만들려고 했나 스스로에게도 의문이다. 하지만 포기하고 싶지 않았다. 길이 없는 곳에서 길을 만들어 간다는 생각으로, 현장에서 필요한 제품을 만들어 간호사와 환자를 위해 활용되는 것을 보고 싶었다. 스마트매트리스는 어려운 기술도 아닌데 어쩌면 이다지도 만들기가 힘든 것인가? 그리고 의료현장에서 간호사에게 필요한 물품은 왜 이렇게 개발하기가 힘든 것인가? 여기서 포기하지 않고 조금만 하면 충분히 좋은 결과를 가져올 수 있다고 생각했다. 간호 현장에서 필요한 좋은 물건을 만들어서 사용할 수 있게 된다면 환자와 간호사에게 커다란 도움이 될 것이고 이를 계기로 앞으로 더 많은 간호 용품 연구개발의 첫걸음이 될 것이라고 스스로 다시 부추겼다. 사명감 하나로 포기하지 않고 내가 할 수 있는 방법을 모두 시도하였다. 그러다가 드디어 우리 연구에 관심과 기술력이 있는 회사를 만나게 되었다.

연구개발을 함께 진행할 성공적인 연구개발팀 구성을 위해서 가장 중요한 점은 다음의 세 가지, 연구개발의 목적, 참여 기관의 기술력 혹은 역량, 대표의 의지로 요약된다. 병원 간호 현장의 책임자인 나의 목적은 간호 현장의 업무개선과 환자 만족도 증진이었다. 그러나 기업은 경제적 이익, 기업 이미지 홍보 효과, 기술력 향상, 학교는 학문적 효과를 목적으로 갖는다. 산학병 세 기관이 모여서 공동 연구개발을 진행할 때 이 점을 반드시 기억해야 한다. 세 기관의 협력을 잘 이끌려면 각 기관이 목적을 달성할 수 있도록 조정해주고 배려해 주어야 한다. 처음에는 이런 점을 잘 이해하지 못해서 여러 가지 시행착오를 거쳤다. 그래서 앞으로 간호계에서 책임연구자로 산학병 공동연구 개발을 진행하게 된다면 이 점을 꼭 기억하라고 조언하고 싶다. 환자 간호의 질 향상과 간호사 만족도 향상을 위해 노력하는 목적에 초점을 맞추면 기업도 자연히 따라오고 협력하리라 생각했는데 실제는 그렇지 않았다. 기업은 기업의 목적이 있으므로 그런 내용으로는 동기부여가 되지 않았고 기업에 어떤 이익을 줄 수 있는지가 의사결정에 가장 중요한 요인이었다.

팀 구성을 위해 대표의 의지 또한 중요하다. 실무자와 아무리 얘기가 잘 진행되어도 대표가 허락하지 않으면 업무 진행이 어려웠다. 예를 들면 우리 연구개발 과제 진행 중에 대표가 연구과제를 정확하게 이해하지 못해서 중간에 여러 가지 어려움을 겪는 일이 있었다. 이런 일이 발생하지 않으려면 처음부터 대표와 함께 목표를 공유하고 연구개발 과제를 진행하는 게 좋았을 걸 하는 아쉬움이 남았다. 기업의 기술력과 연구역량은 연구개발 과제 성공 가능성을 높이고 정량적 목표 달성에 가장 핵심적인 부분이므로 이를 확인하는 것도 반드시 진행해야 한다. 하지만 이 부분도 간호사로서는 판단하기 어려운 부분이다. 따라서 이를 보완하기 위해 공동 연구기관에 기업의 연구개발 역량을 향상할 수 있는 기관을 포함하거나 혹은 전문가 자문이나 연구자 중에 전문가를 포함하는 등 다양한 방법을 활용하면 많은 도움이 될 것이다.

그 외 기업 재정 상태 확인도 필요한데 왜냐하면 아무리 역량을 갖춘 회사라고 하더라도 재정적으로 어려우면 연구개발을 진행할 수 없기 때문이다. 기업의 재정 상태나 기업 규모에 대해서는 기업정보를 공개하는 사이트를 활용하면 재정 상태 외에 기업 인력이나 기업의 여러 가지 상황에 대해 아주 상세하게 확인할 수 있으므로 이를 활용하면 좋다. 약간의 수수료만 내면 기업정보공개사이트 www.nicebizinfo.com 같은 곳을 활용할 수 있다.

기업 외에 학교 혹은 연구소와도 연구개발을 할 수 있는데 학교나 연구소의 역량 확인은 상대적으로 쉬웠다. 기업보다 학문적 역량이나 주요 관심 분야에 정보가 투명하게 관리되고 학술지 등을 통해 확인할 수 있으므로 연구팀 구성에 큰 어려움은 없었다. 또한 연구개발 진행 과정에서 역할이나 업무추진 방식에 따른 갈등이나 어려움도 상대적으로 기업과 비교하여 거의 없었다. 학교와의 협력에 있어서는 초기에 연구개발팀 선정할 때 목적이나 연구개발 과정을 잘 설명하고 서로 이해하면 크게 어려운 점은 없을 것이다.

2단계, 기관별 역할, 연구개발 계획 수립

스마트매트리스 연구개발 과제는 기업, 학교, 병원 세 분야로 나누어서 구성되었고 연구계획 추진 계획서 작성할 때 각 기관의 역할과 목표를 설정하고 세부 추진일정표를 작성하여 전체 조율하는 과정을 가졌다. 기관별 역할과 세부 추진계획 수립을 위해 여러 차례 회의를 진행하여 조정한 내용을 바탕으로 연구계획서를 작성하였는데 막상 연구과제가 선정되어 연구를 추진하게 되면 이에 대해 아쉬움이 항상 남았다.

우리 과제의 경우 연구계획서 수립을 위해 수차례 미팅을 가졌고 매년 해가 바뀔 때마다 다시 계획을 조정하고 확인했는데도 계획대로 진행이 어려울 때가 있었다. 그때마다 조금 더 구체적이고 상세하게 계획을 수립하지 못한 것 같아서 항상 아쉬웠다. 목표했던 성과물이 제대로 나오지 않을 때, 여러 기관이 협력해야 할 때, 협력이 원활하지 않을 때 더욱 그런 생각이 들었다. 이런 상황이 발생하지 않으려면 처음 계획 수립할 때 이를 대비해서 기관별 책임이나 역할을 명확하게 할 걸 하는 아쉬움이 항상 남았다.

이런 시행착오를 겪지 않으려면 연구개발을 준비할 때 성공 가능성만 아니라 실패할 경우를 대비하여 책임 소재나 역할을 정확하게 다시 확인해 보는 것이 좋다. 이와 같은 과정을 되풀이하다 보니 깨닫게 되었다. 연구개발 준비단계에서 목표를 최대, 최소, 평균으로 나누어서 서로 다시 점검해보고 기관별 역할을 구체적으로 확인하면 훨씬 좋을 것이다.

3단계, 기관 간 계약서 작성, 성과 배분 원칙 합의

국가연구개발 과제에 도전해서 선정된다면 정부와 협약서를 작성하고 연구개발을 추진하게 된다. 연구개발팀을 구성할 때 각 기관의 역할이나 추진계획에 대해 서로 토론하면서 합의하는 과정을 거치지만 구두로 진행하지 말고 가능하면 서면화해서 계약서 등으로 확실하게 하는 게 좋다. 정부와 협약서 작성 전에 연구 참여 기관 간에 계약서를 작성하면 책임 소재와 연구개발 성과 배분 등에 대해 문서로 남길 수 있어서 나중에 문제가 발생할 때를 대비할 수 있고 연구개발 중간 단계에서 서로의 역할이나 일정에 대해 명확하게 확인하고 요구할 수 있다. 연구개발 과정에서 기관 간에 겪게 되는 갈등은 특허, 연구비 배분, 기술이전 문제로 요약되는데 처음부터 원칙이 합의되지 않으면 나중에 논의하거나 합의하기가 어렵고 이러한 갈등은 성공적 연구개발 진행을 방해하는 결정적 요인이 될 수 있다. 따라서 연구개발 계획 외에 갈등의 소지가 있는 내용을 함께 계약서에 넣으면 나중에 불미스러운 일을 예방할 수 있고 연구개발에만 집중할 수 있는 효과를 기대할 수 있을 것이다.

산학연 공동 연구개발 과제의 경우는 각 기관의 연구개발이 서로 유기적으로 연관되어 있다. 한 기관에서 역할을 충실하게 수행하지 못하면 다른 기관의 연구개발에 큰 장애 요인이 될 수 있었다. 예를 들어 우리 과제인 스마트매트리스 연구개발 과제는 기업에서 제품을 만들어야 병원에서 사용 적합성 시험을 할 수 있고 학교에서 임상시험 계획을 수립해서 진행할 수 있는데 기업의 제품 개발 과정이 지연되면 병원과 학교의 연구개발 일정에 영향을 미쳤다. 실제로 연구개발 과정에서 이를 조정하는 과정이 매우 어려웠다. 이런 경우를 대비하여 기관별 계약서가 작성되어 있다면 기업에 정해진 일정대로 연구개발 진행을 요청하기도 좋고 만약 제대로 진행되지 않아서 결국 다른 기관의 연구개발 진행을 어렵게 했다면 책임을 명확하게 할 수 있는 근거 자료로 활용할 수 있을 것이다. 또한 특허 출원 시 기관별 소유권 배분 문제나 연구비 배분 혹은 기술이전 협의할 때도 마찬가지로 근거로 활용하여 갈등 상황을 미리 방지할 수 있을 것이다.

연구 시작 단계에서는 모두 희망을 품고 시작하지만, 세상의 모든 일이 그러하듯이 계획대로 되지 않는다. 그러므로 이를 대비할 수 있으면 어려운 상황이 발생하더라도 잘 대처할 수 있을 것이다. 연구개발이 계획대로 되지 않을 수도 있다는 점을 고려하여 계획서를 주기적으로 재확인하여 책임과 역할을 명확하게 다시 재수립할 것 그리고 계획서에 근거하여 기관별 계약서를 작성할 것, 두 가지가 우리 연구팀이 시행착오에서 얻은 주요한 교훈이다.

2. 기관 내 연구팀 구성 TIPS

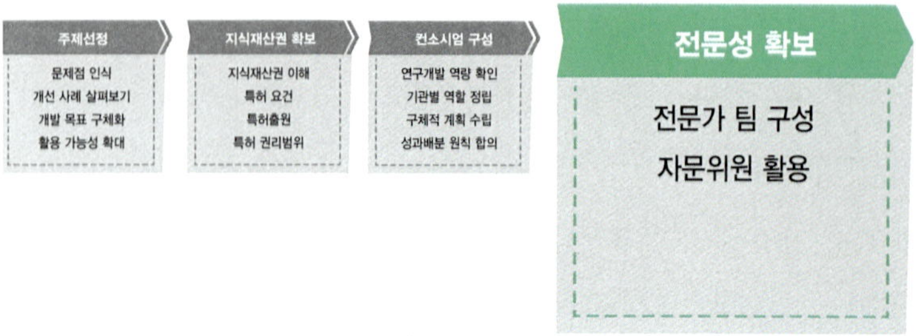

다양한 분야 전문가 활용

여러 기관과 연구팀을 구성하고 난 후에는 해당 기관의 연구팀을 구성하는 문제가 남는다. 해당 기관의 연구자를 구성하는 문제도 연구 참여 기관을 구성하는 문제만큼 매우 중요한데, 책임연구자를 도와서 연구개발 과정을 잘 수행할 수 있도록 하는데 중추적인 역할을 수행하기 때문이다. 아무리 책임연구자가 훌륭하고 뛰어난 역량을 가지고 있다고 하더라도 책임연구자를 도와줄 연구자들이 없다면 다양한 측면을 반영하여 내용적으로 충실하게 그리고 연구개발 과정을 효율적으로 수행할 수 없다. 또 책임연구자도 인간이므로 아무리 천재적 역량을 가진 사람이라도 자신이 경험하거나 전공한 분야가 아닌 다른 분야는 부족한 부분이 있으므로 연구와 관련된 다양한 분야의 지식과 경험을 가진 전문가의 도움이 필요하다. 그러므로 연구팀 구성은 가능하면 연구개발과 관련된 다양한 분야의 경험을 가진 전문가로 구성하는 게 좋다.

연구팀을 구성할 때 각각의 연구자에게 어떤 역할을 기대하고 있는지 혹은 연구자들은 어떤 부분을 도와줄 수 있는지를 확인하고 시작하면 팀워크에 매우 좋을 것이다. 이렇게 하면 연구개발 진행 과정 중에 어려운 일들이 발생하더라도 연구자분들께서 자발적으로 도움을 주고 함께 고민하는 든든한 지원군이 되어줄 수 있다. 우리 병원 연구팀은 책임연구자 경험을 가진 진료과 교수님, 스마트매트리스를 활용할 가능성이 높은 병동 즉 잠재적 수요자가 많은 부서의 수간호사님 두 분, 오랜 시간 와상환자 간호 경험을 가진 전문 간호사, 간호사로서 병원 내 여러 연구개발과제 진행을 도와주고 수행한 경험을 가진 연구행정팀 선생님, 우리 과제의 이론적, 학문적 도움을 주는 간호대학 교수님과 의료정보팀 선생님들이 참여하였다. 모두 연구개발 과제 진행 중에 어려운 일이 발생하면 언제든지 달려와서 함께 고민해주고 해결을 위한 방안을 모색하고 응원해 주었다. 만약 우리 연구팀에 이처럼 여러 연구자들이 없었다면 연구개발을 진행하기 어려웠을 것이다.

전문가 자문위원 활용

연구 참여자 외에 연구개발을 도와주는 각 분야 전문가를 자문위원으로 활용하면 좋다. 연구팀을 아무리 여러 분야 전문가로 잘 구성한다고 하더라도 실제로 연구를 수행하다 보면 관련분야 동향이나 전문가의 검토와 조언이 필요한 때도 있다. 특히 연구개발 초기 단계에서는 다양한 측면의 검토가 이루어지므로 이때 전문가를 잘 활용하여 개발 계획이 적절한지, 고려해야 할 사항 중에 빠뜨린 부분은 없는지, 일정은 무리가 없는지 등을 조언받으면 좋다. 우리 과제의 경우 연구개발 초기 매월 책임자 미팅을 진행할 때 각 분야 마다 깊이 있는 자문가를 초빙해서 30분에서 1시간 정도 그 분야에 대한 설명을 들었고 필요하면 컨설팅을 받았다. 예를 들어 비접촉 생체정보 모니터링 기술력을 갖춘 기업에게 개발 경험이나 제품에 대한 설명을 듣는 것, 인허가 과정에서 의료기기 안정성이나 성능시험 테스트를 담당하는 전문가에게 인증과정에 대한 설명을 듣는 것, 보험 관련 전문가에게 보험이나 복지 용구 등록과정에 대한 설명을 듣는 것 등을 진행하면서 연구팀의 부족한 부분을 보완했다. 이때 만났던 분들이 나중에 또 필요하면 인연을 활용하여 해당 분야 다른 전문가분들을 소개해주거나 생각하지 못했던 부분을 보완할 수 있도록 도와주었고 실제로 연구개발 기간 예상하지 못했던 어려운 문제에 부딪힐 때 혹은 추가적인 전문가 조언이 필요할 때 많은 도움을 받을 수 있었다.

다음 장에서는 최근 전 세계적으로 과학기술을 활용하여 개발된 제품이 보건의료 분야에서 활용되는 사례를 구체적으로 살펴볼 것이다.

03

개발사례 엿보기

이 장에서는 현재 간호 분야에서 활용되는 제품에 대해 알아볼 것이다. PART 1에서 간략하게 살펴본 간호를 둘러싼 보건의료 환경의 변화를 구체적으로 디지털, 스마트화 측면에서 개념적으로 소개하고 인공지능(AI), 사물인터넷(IoT), 로봇 기술, 가상현실(VR)을 헬스케어 분야에서 활용되는 구체적인 사례와 제품을 소개할 것이다.

실제로 개발되어 활용되고 있는 디지털 헬스케어 사례를 살펴보는 과정은 독자 여러분에게 두 가지 측면에서 도움이 될 수 있을 것이다. 첫째, 본인이 당면하고 있는 혹은, 해결하고 싶은 문제에 가이드가 되어 방향을 제시해줄 것이다. 둘째, 만약 자신이 간호 아이디어를 가지고 있다면 본인의 아이디어를 더욱 확장하거나 가치를 높여서 궁극적으로 제품이나 서비스 모델 결정에 도움을 줄 수 있을 것이다. 이 장을 읽으면서 현재의 과학기술을 접목한 개발사례를 살펴보며 간호 분야에서 앞으로 개발 혹은 활용 가능한 제품이나 서비스를 상상해보고 행복한 미래 간호를 꿈꿔보면 좋겠다. 또한, 이런 사례를 살펴보면서 여러분이 직접 간호 현장에서 활용 가능한 제품이나 서비스 개발에 연구 개발자가 되면 더욱 좋을 것이다.

감염병을 겪으며 우리는 언택드 환경에 많이 익숙해졌다. 이런 변화는 현장 간호사들에게도 다양한 형태의 간호 서비스 수요가 생기고 있음을 인지할 기회가 되었고, 이에 대한 준비가 필요하다는 뜻으로 받아들이는 간호사가 많아졌다. 수행해오던 전통적 역할로는 부족함을 느낀다. 그렇다면 디지털 헬스케어의 기술 발전에 맞추어 건강관리 영역은 어떤 변화들이 구체적으로 나타나고 있을까? 최근 인공지능 기술을 활용하는 소프트웨어 개발이 활발하게 진행 중이며, 매우 빠른 기술의 발전 때문에 복합기능을 가진 발전된 제품들도 속속 등장하고 있다. 그렇기에 여기서는 디지털 헬스케어 시대 환자뿐 아니라 일반인들의 질병 예방과 건강관리를 위해 필요한 의료기기와 운영 소프트웨어가 결합된 다양한 의료서비스 개발의 실례를 살펴볼 것이다. 주로 노인인구 증가로 인해 돌봄 및 간병 요구를 충족하기 위한 간호 현장에서의 로봇 활용을 포함하여 최근 4차 산업 핵심기술로 대표되는 인공지능, 사물인터넷, 가상물리시스템을 활용한 최신 사례를 다루었다. 실제 개발사례를 살펴보는 것은 향후 의료기기 개발, 다양한 간호 서비스 개발에 대한 간호사들의 관심을 끌어내는데 가이드가 될 수 있을 것이다.

1. 디지털 헬스케어시대 건강관리 서비스 현황

디지털 혁신을 대표하는 의료기기 분야에서 진단, 치료 영역 못지않게 건강관리 영역은 중요하다. 왜일까? 의료기기 기술의 발전과 함께 개인의 건강 욕구 또한 커지면서 예전보다 간편하면서도 효과적인 의료기기를 원하는 새로운 요구가 생기고 있기 때문이다. 예방과 건강관리 측면에서 의료기기의 활용이 점차 증가하고 있다는 것은 간호사에게 중요한 의미가 있다. 왜냐하면 당뇨, 고혈압, 만성폐쇄성폐질환 등의 만성질환은 완치가 아니라 환자의 삶의 질 개선을 목표로 관리하는 질환이기 때문이다. 디지털 헬스케어 기술의 발전은 대상자의 질병 예방과 건강관리에 의료기기, 의약품, 소프트웨어가 결합하여 서로 연결될 때 이루어진다.

지금까지 일부 간호사들은 돌봄 과정에서 간호 업무의 불편함을 인식하고, 환자에게는 안전하면서도 경제적 부담을 최소화하는 쪽으로 의료용품 개발하고자 노력했다. 국내에서는 간호 분야가 아닌 타 분야에서 개발한 간호사를 위한 의료기기라든지, 현장에서 간호 업무의 용이성을 위해 만든 세트를 제작해보는 시도가 확인된다. 그러나 간호사 주도의 창의적 사고 과정을 통한 의료용품이나 의료기기 개발과 경험을 함께 나누는 시도를 찾아보는 것은 쉽지 않은 것이 사실이다.

그렇다면 앞으로 간호영역에서 고려해 볼 만한 디지털 헬스케어 접근은 어떤 형태들이 있을까? 헬스케어 목적의 용품개발을 통한 수가 창출, 개인 맞춤형 치료 기기와 중재에 대한 수요조사와 접근, 모바일 헬스케어에서의 서비스 플랫폼 개발, 다양한 웨어러블 기기의 활용과 지원을 포함한 지역사회 돌봄 현장에서의 활용 등도 가능하지 않을까? 이러한 서비스 개발은 간호사들에게는 앞으로 접근할 수 있는 확대가 필요한 영역이면서 어쩌면 새로운 도전 분야가 될 수 있을 것이다.

한·줄·정·리

간호영역 디지털 헬스케어와 접목하다 : 헬스케어 목적의 용품 활용, 개인 맞춤형 치료에 필요한 기기와 맞춤형 중재, 모바일 헬스케어서비스 플랫폼 개발, 다양한 웨어러블 기기의 활용과 지원, 지역사회 돌봄 현장에서의 디지털 헬스케어 활용 등이 있다.

2. 디지털 헬스 활용 건강관리 중재

감염병 유행 시기에 많은 사람은 전통적인 대면 형태의 의료서비스 이용을 기피하게 되었다. 대신 비대면 건강관리에 관한 관심이 커지고, 이에 대한 요구도와 이용 정도가 증가하면서 건강관리 영역에서도 디지털 헬스를 활용한 건강 중재 방법들에 관한 관심이 폭발적으로 증가하게 되었다. 앞으로는 보건의료 영역에서 이제까지 상상하지 못했던 기능들이 발전된 과학기술과 함께 우리 생활 속 변화를 더 가속화 시킬 것이다. 병원과 환자치료에서 디지털/스마트기기의 활용 분야뿐 아니라 건강한 사람들의 조기 진단과 예방의료 영역까지 확장되기 시작하였다. 예를 들면, 인공지능 기술 발전은 다량의 정보를 빠르고 정확하게 처리하여 환자들의 병원 기록, 검사 결과, 개인에게 부착된 센서 등을 통해 수집된 수많은 자료 들을 토대로 실병 예방, 진단, 치료의 중요한 자료로써 활용되고 있다.

디지털 헬스 활용 건강관리 중재의 구체적인 사례를 살펴보기에 앞서 중재의 종류를 먼저 구분할까 한다. 디지털 헬스 중재는 크게 4가지로 나누어 접근하면 독자들이 이해하기가 더 쉬울 것 이다. 먼저 대표적인 것이 원격의료인데, 원격의료는 대상자와 보건의료전문가 사이에 쌍방향 또는 일방향으로 대상자를 모니터링하는 진료방식이다. 다음은 모바일기기를 활용한 모바일 헬스케어 영역이며 세 번째는 빅데이터와 AI 활용한 보건의료정보 분석

영역, 마지막은 환자 스스로의 의료기록과 각 의료기관에서 가지고 있는 의료기록의 전산화로 대표되는 디지털화 보건 의료시스템이 그것이다. 이러한 디지털 헬스의 다양한 유형들이 실제 임상과 지역사회 현장에서 실현 가능한 형태가 되기 위해서는 전제되어야 할 조건이 있다. 그것은 모니터링을 위한 센서와 제어 단말기 등 하드웨어 시스템과 운용 소프트웨어 솔루션이 같이 도입되고 발전되어야 한다는 것이다. 아래 내용은 웨어러블, IoT 모니터링 기기 활용과 모바일 애플리케이션 활용, 가상현실 플랫폼 및 로봇 활용에 대한 다양한 실제 사례이다.

한·줄·정·리

디지털 헬스 건강관리 중재 모델에는 원격의료, 모바일기기 활용 헬스케어, 빅데이터와 AI 활용 정보분석, 자기 의료기록 전산화 관리로 구분된다.

1) 웨어러블, IoT 모니터링 기기 활용 사례

해당 사례는 활력징후(혈압, 체온, 심박수) 혈당, 체지방, 활동량 측정 등을 다양한 디바이스를 활용하여 측정하고 측정된 자료를 이용자의 모바일기기 애플리케이션을 통해 전송함으로써 이용자와 보건의료 전문가 간에 소통과 모니터링이 가능하여 건강관리 중재에 활용이 되는 형태이다. 독거노인의 안전을 실시간 확인하는 사물인터넷 활용 서비스도 사례에 해당하며, 이미 상용화되어 있는 취약 가정의 독거노인 움직임, 온도, 조도, 습도, 화재, 가스 안전 감지 센서를 설치하여 안전을 모니터링하는 기능을 갖추고 활용 중이다.

Omate S3

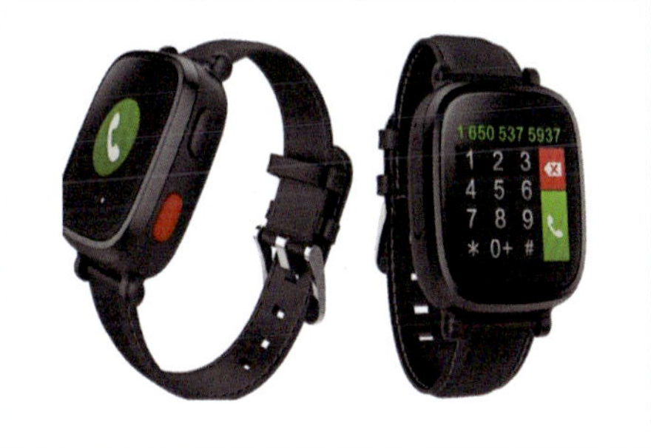

〈출처: https://newatlas.com/omate-wherecom-s3-seniors-smartwatch/43370/〉

상업화 사례를 보면 전통적인 낮은 기술력의 보조 장치의 틀에서 벗어나 더 편리하고 더 다양한 기능을 지닌 장치들의 개발 및 출시가 증가되고 있는 것이 확인된다. Omate S3는 특별히 고령 사용자를 위해 만들어진 제품인데, 트래킹 기능과 각종 건강관리 기능을 포함한 노인 전용 기기로 만보계 겸용 스마트워치를 생각하면 된다. 사용자에게 약을 복용하거나 다른 약속을 알리는 경보를 울리는 기능이 핵심으로 들어있는 제품으로 이와 유사한 기기들은 여러 다양한 브랜드에서 찾아볼 수 있다. Knocki는 집안

Knocki

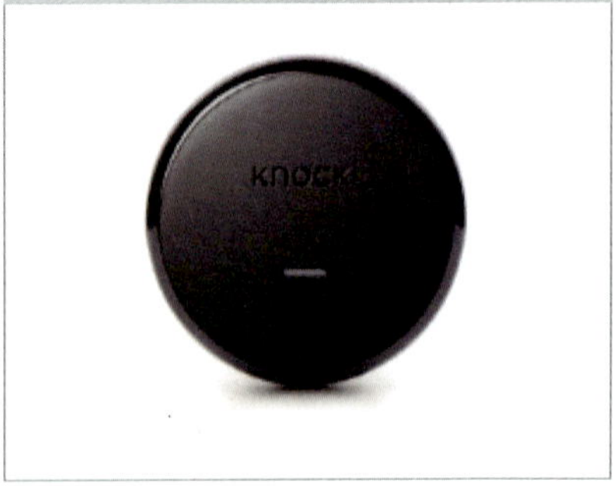

〈출처: Knocki, Indiegogo https://knocki.com/ https://www.indiegogo.com/projects /knocki-make-any-surface-smart-gadget-technology#/〉

곳곳에 부착된 전자 시스템의 일종이다. 노인 요양가정에서 작동시킬 수 있는 소형 무선 장치로써, 모든 사물의 표면을 리모컨으로 바꾸는 스마트 장치를 설치하여 노인들이 간편한 방식으로 전자 기기들을 제어할 수 있게 지원하는 특징을 갖는다.

AgeWell Biometrics

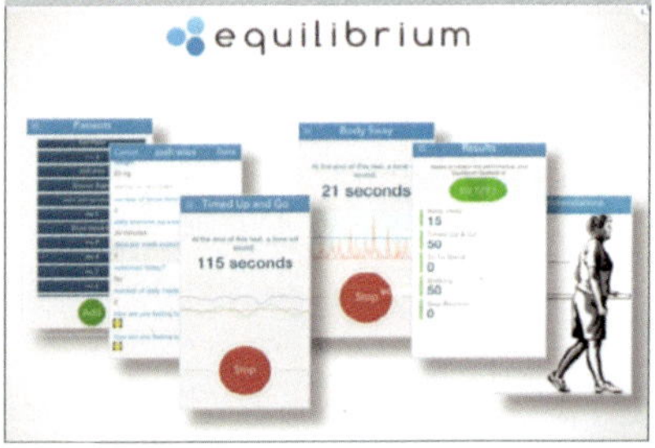

〈출처: https://www.medstartr.com/project/detail/1040〉

다음 사례는 AgeWell Biometrics인데 모바일 기반의 부상방지 모니터링 소프트웨어이다. 무선 생체인식 센서와 데이터 분석 기술을 활용하여 노인 낙상과 같은 부상 비율을 감소시키고 잠재적인 위험에 대해 의료 전문가에게 알림시스템 앱을 제공해준다. 치매, 만성심부전, 만성폐쇄성폐질환, 당뇨병, 파킨슨병의 조기 진단을 위한 모니터링을 지원하는 기능을 갖고 있다.

마지막 사례로 iRHYTHM(아이리듬)으로 부정맥 진단 웨어러블 심전도 측정기기를 소개하고자 한다. 부정맥은 대표적인 심장질환으로 고령화가 진행될수록 증가하는 특성이 있다. 일상생활 중 발생하는 심장 문제를 병원 밖에서 모니터링 센서를 부착하면 일상생활 중 발생하는 심장문제 모니터링이 가능하다. 방수기능이 있고, 크기도 부담스럽지 않은 적당한 크기이며, 충전방식이 아니어서 편리성까지 갖춘 제품이다. 14일까지 모니터링이 가능해서 부정맥 이상 징후를 포착하는데 도움을 준다. 아이리듬은 인공지능을 활용하여 많은 임상시험결과를 내놓고 있다.

아이리듬

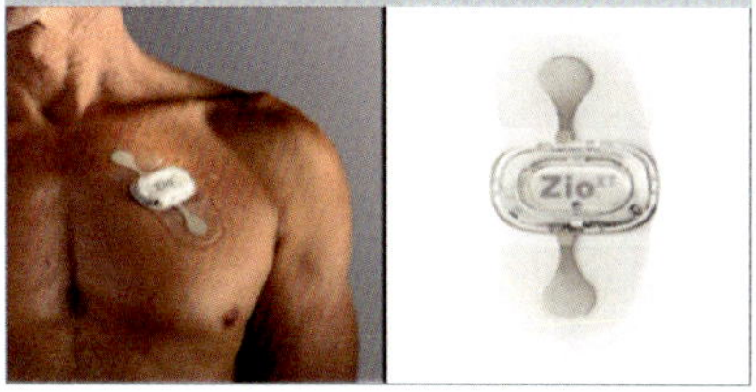

〈출처: https://www.zioreports.com/#HOME〉

2) 모바일 애플리케이션 활용 사례

대상자의 일상생활에서의 식사, 운동 체중 기록, 기타 웨어러블/IoT모니터링 기기로부터 대상자의 건강정보를 수집하는 것에 근거한 맞춤형 건강관리로써 직접 1:1 운동 중재가 가능하고, 식단 처방, 건강관리 상담 및 교육을 제공하거나 자료를 분석해서 대상자가 필요로 하는 활용 가능한 의료기관 추천정보를 제공하는 것이 가능하다. 웰니스 목적이나 영양 관리 및 정보제공을 위한 앱이 건강정보제공을 위한 앱 형태로 활용되는 소프트웨어인데, 건강위험요인의 상담이나 건강생활실천 상담 및 교육 서비스를 제공하는 중재로 활용이 되고 있다.

상업적 제품으로 1형 당뇨 환자를 위한 연속혈당측정기와 인슐린 자동 주입기 개발이 디지털 헬스케어 활용 사례의 하나이다.

연속혈당측정기기는 5분 간격으로 혈당 정보를 웨어러블 장비를 이용하여 측정한다. 인슐린 작동주입기는 펌프와 패치 형태로 자동 혹은 수동으로 정해진 용량의 인슐린이 주입되는 장비인데, 충분한 임상자료를 제시함으로써 보험수가를 획득하여 활용이 증가되고 있다.

연속혈당측정기 (가디언컨넥트)

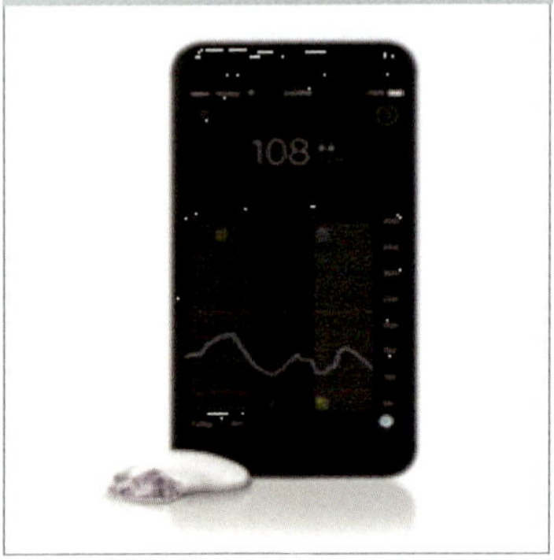

〈출처: http://handokmedtronicmall.co.kr/category/guardian-connect/66/〉

인슐린펌프(메드트로닉)

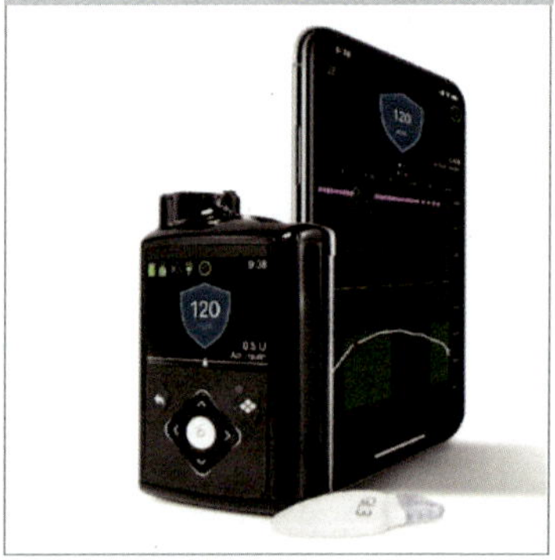

〈출처: https://www.medtronicdiabetes.com/products/minimed-770g-insulin-pump-system〉

한·줄·정·리

모바일 헬스케어 애플리케이션으로 건강위험요인의 상담이나 건강생활실천 상담 및 교육 서비스를 제공하는 맞춤형 건강관리 중재가 가능하다.

3) 가상현실 및 관련 기기와 플랫폼 활용 사례

가상현실을 사용하여 정신보건 분야의 상담이나 치료를 수행함으로써 트라우마 치료, 조현병 치료, 공황장애 치료 등에 활용되고 있다. 또한 가상현실 관련 기기를 활용하여 게임의 형태로 재활이 가능하도록 구성되어 뇌졸중 환자를 위한 움직임 재활에도 실제 활용되고 있다. 그 밖에 많은 플랫폼이 만들어져 활용된다. 만성질환 및 탈모환자를 위한 관리 서비스, 디지털 기반 심리상담 플랫폼의 개발, 여러 병원과 함께 운영되는 모바일 앱을 통한 당뇨, 고혈압 고지혈증 등 만성질환 관리 서비스, 디지털 데이터에 기반한 관리 서비스 개발, 소아 건강관리 플랫폼 구축 등이 예시이다.

4) 로봇 공학 활용 사례

로봇 공학 사례로는 환자를 돌보는 로봇, 주로 운동 재활 기능을 보조하는 로봇, 물품 운송 업무 등을 지원하는 로봇 등이 해당한다. 환자가 완전히 옆으로 누울 수 있도록 도와주는 의자 모양의 장치, 의자에서 화장실까지 환자를 옮길 때 유용한 기구, 침대에 있는 환자의 이송을 위해 높이를 적당하게 조절하여 장치에 걸어서 이동시키는 제품, 환자 이송 시 신체 부담을 줄여주기 위해 수동으로 공기를 넣어 허리 부담을 완화시켜주는 제품과 배에 붙이면 기계가 배뇨 타이밍을 사전에 알려주도록 개발된 제품도 있다.

상업화된 제품으로 Honda Walking Device는 체중 지원 시스템을 이용한 전통적인 보행 보조기를 기반으로 발전시킨 로봇형 보행 보조 장치이다. 장치의 신발에 내장된 센서를 통해 얻은 정보를 기반으로 두 모터의 제어를 통해 좌우 다리에 가해지는 보조 힘의 양을 변경하여 자연스러운 보행을 하도록 지원하는 원리이다.

Honda Walking Device

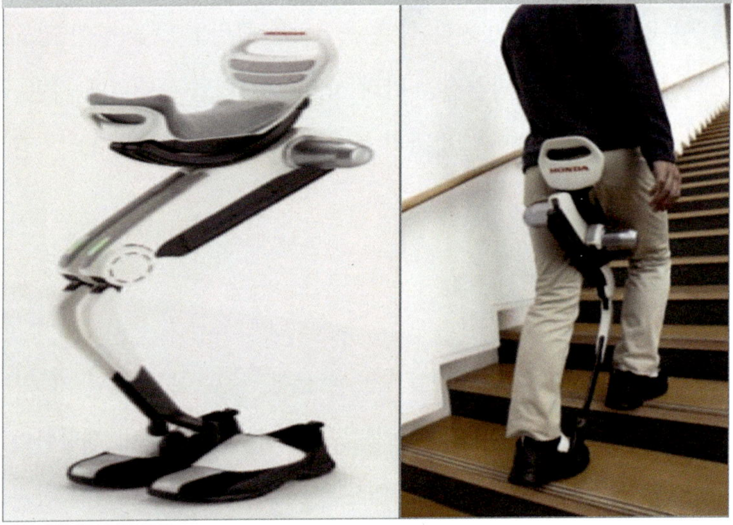

〈출처:https://www.medgadget.com/2008/11/honda_makes_public_new_robotic_walking_assist_device.htm〉

3. 4차 산업혁명과 노인 돌봄 영역의 변화

인공지능, 사물인터넷, 가상 물리시스템을 기반으로 하는 4차 산업혁명은 노인 돌봄 영역에 큰 변화가 주고 있다. 노인 돌봄에서 인공지능 기술은 노인의 정서적 안정과 치매 노인 인지 증진을 위한 애완동물 로봇과 간호 서비스 제공 돌봄 로봇의 개발에 적용되고 있다. 노인 돌봄에서 사물인터넷의 활용에는 어떤 사례들이 있을까? 사물인터넷은 생활 속에서 사물들이 유선 무선 네트워크로 연결이 되어 정보를 공유하는 인터넷 환경을 의미한다. 사물인터넷 기술과 인공지능 기술이 융합되어 정보들이 수시로 수집되고 네트워크를 통해 정보들을 주고받게 된다.

돌봄 영역에서 인공지능과 사물인터넷의 적용 사례를 살펴보자. 초기에는 응급 전화나 응급안전 목걸이와 같은 응급 알람 시스템이 있었다. 응급상황에 놓여있을 때 응급 버튼을 누르면 외부에서 도움을 제공할 수 있는 제품과 서비스시스템으로 점차 화재경보기, 가스누출탐지기처럼 기기가 자동으로 위험 감지 후 외부에 알려주는 시스템으로 연결되었다. 초기 응급 알람 시스템의 단점은 사람이 직접 버튼을 눌러야만 한다는 제한점이 있었고 위험 자동화 시스템도 사건 발생 후 외부에 알려지는 단점이 있었다.

사물인터넷, 인공지능, 빅데이터를 활용하게 되면 일상생활 속에서 활동 자료가 수집되고 분석이 가능할 뿐 아니라 이상 상황

발생 시 사건 발생 이전에 미리 예방적 서비스가 가능하다. 노인의 일상생활 활동과 신체 상태를 분석해서 낙상 위험 상태가 될 것으로 예상되면 사물인터넷이 자동으로 외부에 알림을 통해 사전 예방이 가능하도록 도움을 줄 수 있다. 국내외 사례와 로봇 케어 사례를 소개한다.

국내 사례

국내 돌봄서비스 활용 사례로는 국가 주도하에 시범사업으로 운영되고 있는 모바일 헬스케어 서비스와 AI, IoT 어르신 건강관리 서비스가 있다. 서울시의 노인 돌봄 사물인터넷 활용 사례로는 2017년부터 독거노인의 안전을 실시간 확인하는 목적으로 IoT 센서를 활용한 건강관리가 있다. 노인의 가정 내 움직임, 화재, 안전 등을 감시하는 센서를 설치하고 노인이 정해진 시간 이상 움직이지 않게 되면 외부 기관에 알림이 자동으로 실시간 전송되는 시스템이다. 24시간 동안 움직임이 감지되지 않으면 외부에서 전화, 방문을 통해 즉각적으로 확인하고 긴급조치를 할 수 있도록 서비스가 제공되고 있다. 응급상황 때 자동 SOS 호출도 가능하다.

〈관련기사: https://m.kmib.co.kr/view.asp?arcid=0924271953〉

보건소에서 수행되는 모바일 헬스케어 사업은 혈압, 공복혈당, 중성지방, 콜레스테롤 등 건강위험요인을 가진 19세 이상 성인을 대상으로 한다. 성인의 건강 상태에 따라 활동량계, 체성분 측정 체중계, 혈압계, 혈당계 등을 지급한 후에 이용자가 스마트기기와 모바일 앱 등 ICT를 활용해서 건강정보 측정과 전송이 이루어지고 보건소에서는 상시 모니터링과 영역별 집중 상담을 제공함으로써 대상자가 자가 건강관리 능력 향상을 할 수 있도록 관리 서비스를 제공한다. 코디네이터, 의사, 간호사, 영양사, 운동 전문가 등 5인이 한 팀으로 구성되어 이용자들의 건강행태를 개선하고 건강위험요인을 감소할 수 있도록 활용하고 있다. 성인뿐 아니라 취약계층 노인 대상 지역사회 방문간호사들이 활용하고 있는 AI, IoT 어르신 건강관리 서비스가 시범 적용 중이다. 지역사회 거주하는 건강행태 개선이나 만성질환 관리가 필요한 65세 이상 노인을 대상으로 보건소에서 제공하는 건강관리 서비스인데, 서비스참여 등록이 되면 사전 건강 스크리닝을 한 후에 스마트기기를 제공하고 건강 앱을 실행하여 비대면 건강관리 서비스를 제공하는 형태로 운영되고 있다. 자가 건강관리는 건강측정 기기를 통해 주기적으로 혈압, 혈당, 활동량 등을 측정하여 모바일 앱을 통해 전송이 이루어지고 비대면으로 전문인력들이 대상자가 실천 목표를 달성할 수 있도록 건강정보나 필요한 메시지 등의 서비스를 제공하는 형태로 이루어진다. 제공되는 디지털 기기로는 블루투스 기반으로 활동량 측정을 위한 스마트밴드, 체중계, 혈당계, 혈압계, AI 생활 스피커 등 5종 이 있다.

국외 사례

일본에서는 ICT 활용 의료 간호 건강 분야를 신산업 분야로 정의한다. 원격건강 시스템과 민간 기업에서의 ICT 활용 건강증진 프로젝트는 국민 생활 스타일에 맞춘 건강 유지 및 증진 모델의 확립과 보급에 힘쓰고 있다. 예를 들어 고령자의 자립 지원을 위한 안전지킴이, 간단한 활력징후 정보의 수집, 환자와의 커뮤니케이션 등, 로봇시스템과 센서 기술 등을 조합시킨 ICT 시스템 확보에 노력 중이다.

유럽의 연구자들이 서로 협업하고 아이디어를 공유할 수 있도록 지원하는 유럽 연구혁신 프레임워크 프로그램이 있다. 이들은 고령자의 삶의 질 향상을 위한 고령자 케어 서비스(ICT4life)를 제공한다. 서비스의 핵심은 파킨슨병, 알츠하이머 및 기타 치매 질환 증가에 대응하고 노인 환자의 가정 내 자율성 향상 및 간병인으로서 보호자 삶의 질 개선이다. 케어 서비스는 센서, 정보처리, 통신, 개인화된 인간-기계 상호작용 기술을 활용하여 비용 효과적인 ICT 기반의 서비스 플랫폼 구축을 시도하고 있다. ICT4life 프로그램은 자기 돌봄, 적극적인 환자, 통합 치료 개념을 개발하고 이를 지원할 수 있는 ICT 솔루션을 모색하고 건강 및 사회복지 서비스 관련 이해관계자 간의 안전한 정보교환을 위한 대화형 플랫폼을 지향한다. 점차 ICT 기반의 하드웨어 제품들이 소프트웨어나 솔루션과 결합하는 사례가 확대되는 추세이다.

한·줄·정·리

지역사회 방문간호사들이 활용하고 있는 AI, Iot 어르신 건강관리 서비스를 통해 스마트기기를 제공하고 건강 앱을 실행하여 비대면 건강관리 서비스를 제공하고 있다. 디지털 기기로는 블루투스 기반으로 활동량 측정을 위한 스마트밴드, 체중계, 혈당계, 혈압계, AI 생활 스피커 등 5종이 제공된다.

로봇 케어 활용 사례

일본 도쿄 소재 신토미 요양원은 20개의 다양한 로봇을 도입하여 활용하고 있다. 심신 안정 치료목적의 로봇, 체조와 운동을 돕는 인간 형상의 페퍼, 걷기 재활을 돕는 트리 로봇이 그것이다. 노인의 활동량도 모니터링이 가능하여 움직임이 적거나 없는 경우 알림이 제공된다. 실제 일상생활을 도와주는 로봇, 인지 및 정서적 지원을 해주는 로봇, 환자 간호를 보조하는 로봇, 완화치료 상황에 적용하는 로봇까지 매우 다양하다. 인공지능을 갖춘 로봇의 활용은 일상생활을 보조해주고, 단순 업무에 도움을 받을 수도 있으며, 특히 간병 돌봄에 도움을 받을 수 있을 것이다. 그 밖에도 의료 환경측면에서도 로봇은 자율 이동, 수송, 환경소독의 분야에서도 활용이 되고 있다. 각각을 살펴보자.

제일 먼저 살펴볼 것은 일상생활을 도와주는 로봇으로는 이송 및 이동 보조 로봇으로 일본에서 개발한 환자의 이송, 이동을 보조하는 귀여운 곰인형 얼굴의 로베어이다. 거동이 불편한 환자를 잘 들어 올리는 기능을 갖고 있다. 목욕 지원 코디 로봇, 손 움직임 지원하는 엑소 글로브 로봇이 있다.

다음은 인지기능 및 정서적 지지 로봇이다. 인간과 감정적 교류를 하는 소셜 로봇 페퍼는 일상생활을 모니터링해주고 레크리에이션 기능을 갖추고 있어서 춤, 노래, 운동 지도 및 치매 예방용 게임 제공 기능도 있다. 또 다른 로봇 파로는 인간과의 상호작용으로 정서적 안정 및 심리 치료목적으로 개발한 애완로봇이다. 일본에서 개발한 심리치료 로봇으로 5감 기능을 갖추었다. 사람과 환경감지기능, 스스로 학습기능, 음성인식 기능에 의해 언어를 이해하는 기능을 탑재하였다. 파로는 심리치료 의료기기로 미국 FDA 승인을 받은 로봇으로 유명하다. 다음은 국내 개발 로봇으로 치매 예방에 도움을 주는 그룹형 인지훈련 시스템인 실벗이 있다. 일반노인 및 경도 인지장애 노인을 위해서 두뇌 향상 콘텐츠를 제공하고 뇌 기능 활성화와 치매 예방에 도움을 준다. 게임 난이도 조절이 가능하고 전국 치매안심센터와 노인복지센터에서 활용되는 로봇이다. 서울시에서도 활용 중인 토이 돌봄 로봇은 독거노인의 안전케어, 치매 예방, 투약 지원 등 노인돌봄서비스를 제공한다. 투약, 식사 스케쥴을 관리해주고 치매 예방 체조, 퀴즈, 노래, 이야기 제공 등

우울증 예방을 위한 정서케어, 자녀음성 메시지 전송, 안전 실시간 모니터링을 통한 알림시스템까지 가능하다.

마지막으로 환자 간호를 보조하는 로봇이다. 자율 배송 로봇 호스피는 병원이나 실험실에서 채취한 혈액샘플을 모아서 자동분석기에 전달해주는 수송 업무를 안전하게 수행한다. 미국에서 사용하는 터그 로봇 역시 환자의 혈액샘플, 식사, 약물, 수술도구 및 의료폐기물 등을 운반해주는 역할을 한다. 30여 개 센서와 무선인터넷을 통해 엘리베이터를 타고 이동이 가능한 수준이다.

한·줄·정·리

로봇 케어: 일상생활을 도와주는 이송 및 이동 보조 로봇, 인지기능 및 정서적 지지 로봇, 환자 간호를 보조하는 로봇이 사용되고 있다.

4. 디지털 헬스케어 시대 간호 서비스 개발 방향은?

지금까지 4차 산업혁명 발전에 따른 보건의료 환경변화와 모바일 헬스케어 서비스와 AI, IoT 적용 실례들을 다양하게 살펴보면서 현장 간호사들의 환자 돌봄의 경험에서 시작된 아이디어를 확장하여 다양한 서비스를 접목하고자 하는 노력이 필요함을 한 번 더 느끼는 계기가 되었다. 4차 산업혁명의 핵심기술을 활용한 기기와 서비스의 만남을 통한 새로운 모델을 만들고 제시하는 것은 변화의 큰 흐름 속에 돌봄 관련한 의료기기, 일상에서 접하는 헬스케어 제품 개발, ICT 기반의 다양한 온라인 간호 서비스 플랫폼의 활용으로 의료소비자의 욕구를 해결하는 역할을 하게 되는 시초가 될 것이다. 디지털 헬스케어의 기반이 되는 의료기기 개발 과정의 이해를 통해 한층 쉽게, 가깝게 접근해보려는 자신감이 생기길 바라는 마음에서 기술하였다.

다음 파트에서는 간호 아이디어를 제품 개발로 진행하기 전에 사전 확인해야 할 내용들에 대해 알아볼 것이다. 즉 의료기기 개발을 위한 사전 점검 사항과 주의점, 지식재산권에 대해 살펴보겠다.

PART.3

탐색

아이디어 실현을 위한 준비

1. 주요 포인트 잡기
2. 지식재산권 이해

PART 3에서는 간호 아이디어를 제품 개발로 실현하는 데 필요한 사전 점검 사항에 대해 다룰 것이다. 이와 같은 사전 조사가 필요한 이유는 의료기기 개발의 성공 가능성을 높이고 자신이 가진 아이디어의 약점과 강점을 확인하여 보완 및 필요한 것들을 준비하기 위함이다. 여행을 떠나기 전에 여행자 보험을 알아보는 등 사전 준비 과정을 거치면 여행을 보다 편안하고 안전하게 할 수 있는 이치와 같다.

간호 아이디어를 제품으로 연구 개발하기 위한 과정을 흐름도로 표현하면 주제선정, 지식재산권 확보, 컨소시엄 구성, 전문성 확보 측면으로 볼 수 있었다. 네 가지 과정은 유기적으로 순서대로 꼭 할 필요는 없고 바뀔 수도 있고 공동 연구일 때는 서로 협의하면서 보완하고 수정할 수 있다. 주제선정, 컨소시엄 구성, 전문성 확보에 대해서는 PART2에서 자세하게 설명했으므로 이장에서는 지식재산권 확보와 사전 점검 사항에 대해 알아보겠다.

01

주요 포인트 잡기

1. 먼저 확인할 내용은 무엇인가? : 사전 점검 사항

간호 의료기기 아이디어를 현실화 하는 방법은 매우 다양하고 여러 경우의 수가 있으므로, 우선 도식에서 제시한 네 가지 판단기준을 중심으로 방향을 잡아보길 권한다. 도식을 살펴보면 알 수 있겠지만, 생소한 단어가 많이 등장하고 다른 파트에 가서야 설명되는 개념도 있으므로 당장 모든 걸 이해하려 하지 않아도 괜찮다. 부디 가벼운 마음으로 흐름만 짚어가길 바란다.

본 장에서는 STEP 1~4 판단 시 참고할만한 자료조사 방법을 소개하겠다.

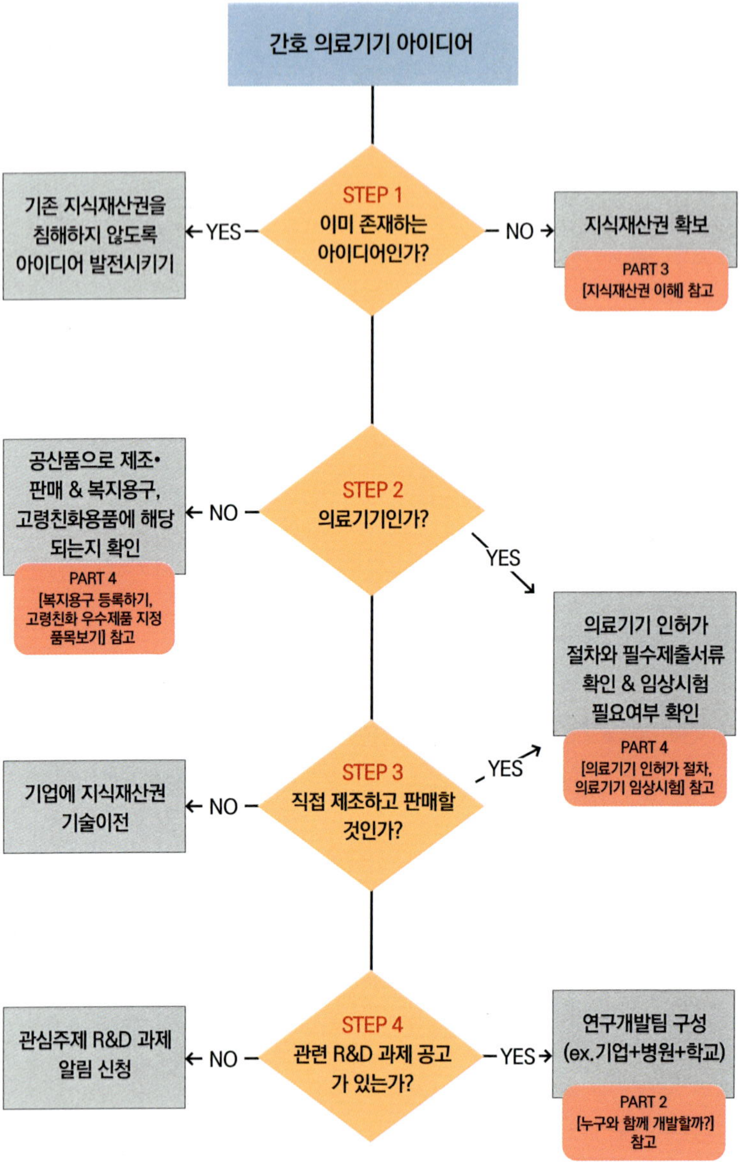

〈간호 의료기기 아이디어를 현실화 하는 네 가지 판단기준〉

STEP 1 : 이미 존재하는 아이디어인가?

본인의 아이디어와 똑같은 제품이 판매되고 있지 않더라도, 해당 아이디어를 누군가가 이미 공개했거나 지식재산권이라는 형태로 선점했을 가능성이 있다. 지식재산권이란 인간의 지적 창작물 중에서 법으로 보호할 만한 가치가 있는 것들에 대하여 법이 부여한 권리를 뜻하며, 이를 침해할 시 민형사상의 제재를 받을 수 있고 연구개발 결과물을 포기해야 하는 상황이 발생할 수 있다. (PART 3 "지식재산권 이해" 참고) 따라서 본인이 연구개발 하고자 하는 아이디어 또는 기술이 세상에 존재하는지 확인하는 절차가 필수적이다. 존재하지 않는다면 지식재산권으로 등록하여 아이디어에 대한 권리를 획득해야 하며, 이미 존재한다면 기존 지식재산권을 침해하지 않도록 아이디어를 발전시키는 과정이 필요하다.

KIPRIS(www.kipris.or.kr) 사이트에서 공개 출원 또는 등록된 지식재산권을 조회할 수 있으나, 당장 떠오르는 단어만으로는 원하는 검색 결과를 얻지 못할 수 있다. 예를 들어 환자를 들어 올리는 기기를 '들것'이라고만 표현하거나 '리프트', 'stretcher'라는 단어만 사용하여 설명한 특허가 존재할 수 있기 때문이다. 관련 있는 전문용어와 기술명을 수집해 여러 키워드를 조합하여 검색해야만 정확한 자료를 찾을 수 있다. 따라서 키워드 수집을 위한 선행문헌 조사가 필수적이며, 이를 위한 유용한 사이트 몇 가지를 소개한다. 자료를 조사하며 추상적이었던 아이디어 또는 기술 내용을 구체화하고, 제품화시킬 방법과 사업성 또한 같이 고민해보길 바란다.

세계 곳곳에는 수천 개의 학술지와 더불어 그에 실리는 수많은 연구들이 존재하는데, 이를 분야별 또는 목적별로 신뢰성 있는 연구들만 모아놓은 검색사이트들이 있다. 하나의 검색사이트에서 모든 연구를 조회할 수는 없고, 비용을 지불해야 열람할 수 있는 자료들도 있으므로, 본인의 소속기관에서 제공하는 자료검색 서비스를 우선적으로 이용하되(소속기관에서 해당하는 유료 학술지 또는 검색사이트에 구독료를 지불하고 있다면 무료로 열람 가능하다), 아래 추천 사이트에서도 자료를 찾아보길 권장한다.

• Pubmed (www.ncbi.nlm.nih.gov/pubmed)

의학 관련 분야의 과학연구논문 데이터베이스로, 의학저널 외 모든 SCI 논문을 조회할 수 있는 것은 아니지만, 의학연구, 공중보건, 간호, 생물 및 기타 건강 관련 주제에 대한 신뢰성 있는 자료를 조회할 수 있는 사이트이다. 미국 국립의학도서관(NLM)이 운영하고 있어 이용료가 없지만, 영어로 된 자료가 주를 이루고, 비교적 다른 언어(예를 들어 유럽권 언어들)의 자료는 부족하다는 특징이 있다.

• Embase (www.embase.com)

Elsevier라는 과학 · 기술 · 의료 콘텐츠 전문출판사에서 운영하는 데이터베이스로, 유료서비스이기 때문에 소속기관에서 구독료를 지불하고 있다면 활용해보길 추천한다. 영어를 포함한 다양한 언어의 자료 또한 색인화 되어있어 폭넓은 자료검색이 가능하며, 임상의학과 기초과학 뿐 아니라 약리학, 약물, 의료기기 관련 자료도 다루고 있기 때문에, Pubmed와 비교하여 더 넓은 범위의 자료를 포괄하고 있다.

• Cochrane (www.cochranelibrary.com)

인허가를 위한 확증적 임상시험은 통계적으로 유의미한 결과를 이끌어내기 위해 최소로 요구하는 대상자 수 자체가 많지만, 이를 제외한 대부분의 임상시험은 시간적 · 비용적 한계로 인해 소규모 집단을 대상으로 수행한 연구가 다수이다. 이러한 논문들을 같은 주제(의학적 상태, 치료 또는 중재)별로 모으고 메타분석하여 신뢰성 있는 의학적 근거를 마련하는 코크란(Cochrane)이란 단체가 운영하는 사이트로, 자원봉사자를 통해 한국어 번역도 제공하고 있다.

• KMLE (www.kmle.co.kr)

한국에서 발간되는 여러 의학용어집에 실린 단어들을 동시에 검색할 수 있는 서비스를 제공하고 있어, 의학약어 뜻을 검색하기에 유용한 사이트이다. 대체로 메이저 포털에서 제공하는 백과사전 검색서비스를 이용하는 것이 빠르고 편리하지만, 의학용어 또는 의학약어를 검색해보았을 때 문맥상 다른 뜻으로 조회된다면 해당 사이트를 활용해보길 바란다.

• RISS (www.riss.kr)

한국교육학술정보원(KERIS)에서 운영하고 있는 대국민 개방 학술자료 검색서비스로, 거의 모든 분야의 학술자료를 포괄하고 있으며, 학술지에 게재된 연구 뿐 아니라 국내 학위논문도 조회할 수 있다는 특징이 있다. 국내 무료/유료 열람자료를 구분하여 검색할 수 있는 편리한 기능이 있고, 정보취약계층을 위한 서비스도 제공하고 있다.

• scienceON (scienceon.kisti.re.kr)

한국과학기술정보연구원(KISTI)에서 운영하고 있는 사이트로, RISS가 다양한 분야를 아우르는 광범위한 학술검색서비스인 반면, scienceON은 과학과 공학 분야에 초점을 맞춘 검색사이트이다. 논문 뿐 아니라 국가연구개발과제 보고서, 공공기관에서 발행한 분석/정책/시장보고서, 특허, 관련 동향 뉴스 등 검색키워드와 관련된 정확성 높은 자료를 획득할 수 있다.

STEP 2 : 의료기기인가?

본 저서는 의료기기에 초점을 두고 집필되었으나, 본인의 아이디어가 애초에 현행법상 '의료기기'가 아닐 수도 있다. 의료기기에 등록되면 국민건강보험법 급여제도를 통해 개인 또는 병원이 해당 기기를 구입할 때 일부 비용을 국가로부터 지원받을 수도 있고, 대형 종합병원은 의료기기 제품을 선호하는 경우가 많아 사업화 측면에서 여러 이점이 있지만, 그 효과와 안전성이 보장되어야 하기에 등급에 따라 복잡한 절차와 다양한 서류를 요구받는다. 본인의 아이디어가 의료기기가 아니라 공산품에 해당하더라도, 국가지원을 받거나 시장판로를 여는 다양한 방법이 있으므로(PART 4 "복지 용구 등록하기", "고령 친화 우수제품 지정 품목보기" 참고) 우선 의료기기에 해당하는지부터 판단해보도록 하자.

해당 제품이 의료기기인지 아닌지는 국민신문고(www.epeople.go.kr)를 통해 식품의약품안전처(일명 식약처)에 질의하면 알 수 있다. 다만 아직 아이디어 구상 단계여서 구체적인 기술, 설계, 재료 등의 정보가 없다면, 식품의약품안전처의 답변이 정확하지 않을 수 있으니 추후 충분히 구체화되었을 때 재질의가 필요하다.

만약 식품의약품안전처에 질의하기 전에 의료기기에 해당하는지, 대략 어떤 품목이고 임상시험이 필수인지를 스스로 알아보고 싶다면 국가법령정보센터(www.law.go.kr)에서 "의료기기 품목 및 품목별 등급에 관한 규정" 하단에 붙어있는 '[별표] 의료기기 품목 및 품목별 등급' 문서를 참고하면, 각 의료기기 품목의 정의와 분류번호를 알 수 있다. 정의상 어느 품목에도 속하지 않는다면 의료기기가 아니라 판단할 수 있다. 하지만 혹여나 어느 품목에도 속하지 않는 융합 의료기기이거나 새로이 품목분류가 필요한 제품일 가능성도 있기 때문에, 확신이 서지 않는다면 제품에 대한 정보를 구체화하여 식품의약품안전처에 문의할 것을 권장한다.

'의료기기 품목 및 품목별 등급에 관한 규정' **바로가기 ▶**

추가로, 의료기기에 해당한다면 "의료기기 허가·신고·심사 등에 관한 규정" 하단에 붙어있는 '[별표 7] 기술문서 등 제출 자료의 범위(제28조 관련)' 문서를 통해, 품목군마다 필요한 기술문서와 임상시험 필요 여부를 알 수 있다. 함께 국가연구개발과제에 지원하기로 한 기업이 있다면, 해당되는 기술문서들을 준비할 수 있는지 확인이 필요하며, 만약 임상시험이 필수로 요구된다면 이를 수행해줄 참여 연구개발기관(학교, 병원, 기업 등)을 섭외하여 컨소시엄을 구성할 필요가 있다.

'의료기기 허가·신고·심사 등에 관한 규정' **바로가기 ▶**

해당 아이디어가 의료기기인지, 의료기기라면 어떤 품목군인지 추측할 수 있는 또 다른 방법이 있다. 비슷한 제품의 제품명, 모델명, 업체명 중 한 가지 이상을 알고 있다면, 의료기기정보포털(udiportal.mfds.go.kr)에서 '생활 속 의료기기' 메뉴의 의료기기 DataBase 검색서비스를 통해 이를 조회해 볼 수 있다. 의료기기에 해당한다면 어떤 품목군인지도 조회 가능하다. 반대로 품목명을 알고 있다면, 국내에서 의료기기 등록(또는 취소)된 제품들의 제품명과 판매회사(제조회사)를 알 수 있다.

'제품정보'에서 공개된 정보에 한하여 구체적인 제품구조와 원리, 성능, 사용 방법 등을 조회할 수 있으므로, 해당 제품의 판매사이트에서 얻을 수 없었던 정보를 획득하는 데도 도움이 될 것이다.

Tip

법령 검색방법

국가법령정보센터(www.law.go.kr) 검색조건이 디폴트로 '현행법령'으로 설정되어 있어, '통합검색'으로 변경하여 행정규칙 등을 함께 조회하여야 원하는 내용을 찾을 수 있다. 혹은 네이버(NAVER) 등 국내 포털사이트에서 법령을 검색하여, 상단에서 해당 국가법령정보센터 링크를 찾는 방법도 있다.

STEP 3 : 직접 제조하고 판매할 것인가?

일반 제조회사와 의료기기 제조회사는 필수로 요구되는 인력과 시설에서 큰 차이를 보인다. 만약 본인이 구상한 아이디어가 의료기기에 해당하고 직접 제조하고 판매하고자 한다면, 전반적인 의료기기 인허가 규정을 숙지할 필요가 있다. (PART 4 "의료기기 인허가 절차" 참고) 만약 본인의 아이디어가 직무발명에 해당되어 지식재산권의 소유권이 소속 회사에 있는 경우, 비록 본인이 구상한 아이디어라 하더라도 비용을 지불하고 해당 지식재산권을 기술이전 받아야 실시 가능하다는 점 참고하길 바란다.

제조회사를 운영할 여력이 없다면, 본인의 지식재산권을 관심 있는 기업에게 기술이전 하여 제조를 맡기는 것이 아이디어를 사장시키지 않고 제품화하는 한 가지 방법이 될 수 있다. 이때 수익금 배분은 기술이전 계약 내용에 따라 다를 것이며, 해당 기업이 어떠한 연유로 제품화에 성공하지 못하거나 판매수익을 얻지 못하면, 경우에 따라 만족할만한 소득을 얻지 못할 수 있다. 직무발명에 해당하여 지식재산권이 본인 소속 회사에 있다면, 대개 회사에서 기술이전 계약을 진행하며 내부규정에 따라 발명자에게 보상을 지급한다. ('발명진흥법 제15조 직무발명에 대한 보상' 참고)

당연한 언급일 수 있지만, 두 가지 방법 모두 제품 실현 가능성과 높은 사업성이 전제된다. 사업성이 높다면 직접 제조회사를 설립할 때 투자받아 자금을 마련할 수도 있을 것이고, 다른 기업에 기술이전하더라도 기술 가치가 높으면 실시권 계약에서 유리한 입장을 취할 수 있으며, 국가연구개발과제 선정에도 유리할 것이다. 따라서 앞서 소개했던 선행문헌 조사를 통해 아이디어를 구체화하고 시장 규모를 분석함으로써, 사업성을 높일 방법을 치밀하게 고민한 후 시장에 뛰어들기를 권하며, 본 저서에서 제시한 것 외에도 생각지 못한 방법이 존재할 수 있으므로 가능성을 열어두고 사업화 방향을 모색해보길 바란다.

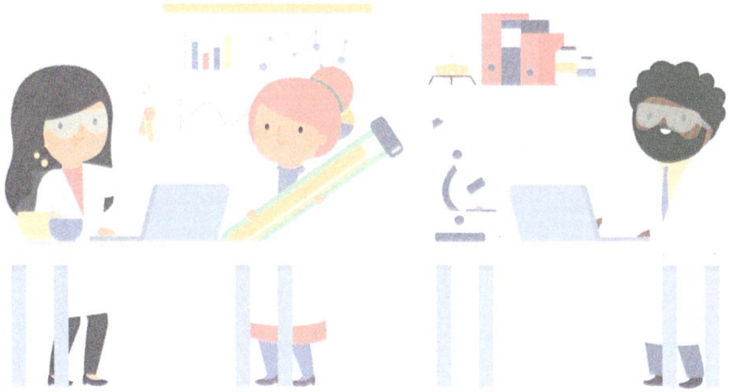

Tip

기업 역량조사

컨택하고자 하는 기업이 어떤 기술을 보유하고 있는지, 연구개발 역량은 어떠한지 등을 파악하는 건 무척 어려운 일이다. 그럼에도 불구하고 기업의 최소한의 역량을 조사해보고자 한다면 아래 사이트를 활용해보기를 권유한다.

• NICE기업정보(www.nicebizinfo.com)

기업의 재정 상태를 조회할 수 있는 사이트로, 요약기업정보 보고서를 구입하면 재정 현황과 신용 현황을 알 수 있다. 다만 기업이 공개하지 않은 정보까지 조회할 수는 없으므로, 어디까지나 참고용으로 활용하길 바란다.

• NTIS(www.ntis.go.kr)

국가연구개발과제를 조회할 수 있는 국가 과학기술 지식정보서비스 사이트로, 해당 기업이 이전에 국가연구개발과제를 수행한 이력이 있는지 조회해볼 수 있다. 해당 과제가 최종적으로 어떤 평가를 받았는지는 조회하기 어려우나, 만약 공개된 보고서가 있다면 정성적 목표와 정량적 목표를 달성했는지를 확인할 수 있을 것이다.

• 법령 "의료기기 제조 및 품질관리 기준"에서 [별표 3] 의료기기 GMP 품목군(제4조, 제6조 및 제7조 관련)

품목군마다 필요한 GMP를 알 수 있는 자료이다. GMP(의료기기 품질관리 심사)는 기업이 해당 의료기기를 국가가 요구하는 품질로 제작 또는 관리 할 수 있음을 증명하는 인증평가로, 기업이 관련 있는 GMP 인증을 받아야 해당 의료기기를 제조할 수 있다. 가령 전동식의료용 침대(A02010.02)를 제조하려면 '진료용 일반장비'의 'A02000 의료용 침대' GMP 인증을 받아야 한다. 따라서 함께하기로 한 기업이 해당 GMP 인증을 보유하고 있는지, 또는 앞으로 해당 GMP 인증을 받을 수 있는지 사전 확인이 필요하다.

'의료기기 제조 및 품질관리 기준' 바로가기 ▶

STEP 4 : 관련 R&D 과제 공고가 있는가?

세상에 존재하지 않았던 제품을 연구개발, 제조, 홍보, 판매하는 일련의 사업화 과정은 시간적 · 비용적 투자가 많이 필요한 다난한 도전일 것이다. 그렇기에 국가에서는 혁신적인 도전과 아이디어 현실화를 뒷받침하기 위해 국가연구개발사업(일명 R&D) 제도를 운영하며 연구개발 비용을 지원하고 있다. 발명자 입장에서 아이디어를 기술이전한 뒤에는 기업에서 요청하지 않는 이상 제품화 과정에 직접 관여하기 어려운 아쉬움이 있는데, 국가연구개발과제에 함께 한다면 본인의 아이디어를 현실화하는 과정에 깊이 참여할 수 있다. 제조회사를 운영하는 입장에서도 해당 제도로부터 지원받는 연구개발비로 새로운 제품을 사업화하고 홍보할 수 있으므로, 관련 과제와 관심 있는 기업이 있다면 적극적으로 지원해보길 권한다.

국가 과학기술 지식정보서비스(www.ntis.go.kr)에서 R&D 사업, 과제, 연구자, 성과 등 국가연구개발과 관련한 다양한 데이터를 조회할 수 있는데, 그중에 '국가연구개발과제 통합공고 서비스'가 있다. 대표 전문기관, 과제관리기관, 연구개발성과 전담 기관, 범부처 통합연구 지원시스템(IRIS), 지역별 R&D 정보시스템 등과 연계하고 있어 국내 연구비(또는 사업비) 지원과제의 공고 대부분을 NTIS에서 확인할 수 있다. '국가R&D통합공고' 메뉴의 '알리미신청' 기능을 이용하면, 관심 있는 키워드와 관련된 공고가 게시될 때마다 이메일로 알림 받을 수 있다. 만약 본인의 아이디어가 어떤 전문기관 공고와 관련이 있을지 가늠되지 않는다면, NTIS

과제정보 조회를 통해 비슷한 이전 사례를 찾아 참고해보면 도움이 될 것이다. 의료기기는 대체로 과학기술정보통신부, 보건복지부, 산업통상자원부, 식품의약품안전처, 중소벤처사업부, 범부처전주기의료기기연구개발사업단(다부처에 해당함) 등의 전문기관에서 다루고 있는 분야이므로 관련 공고를 눈여겨보길 바란다.

본 장에서는 간호 의료기기 아이디어를 현실화하기 위해 고민해봄 직한 네 가지 판단기준을 중심으로, 도움이 될만한 자료조사 방법을 소개하였다. 부록에 상세한 선행조사 예시를 서술하였으므로, 아이디어를 구체화하는 과정을 이해하는 데 도움이 되기를 바란다.

앞서 언급했듯 본인의 아이디어를 지키고 구현시키기 위해, 동시에 타인의 권리를 침해하지 않기 위해서 지식재산권, 특히 특허에 대한 이해가 반드시 필요하다. 다음 장에서는 지식재산권의 개념과 종류를 설명하고, 특허출원 시 고려해야 할 점을 짚어보도록 하겠다.

02

지식재산권의 이해

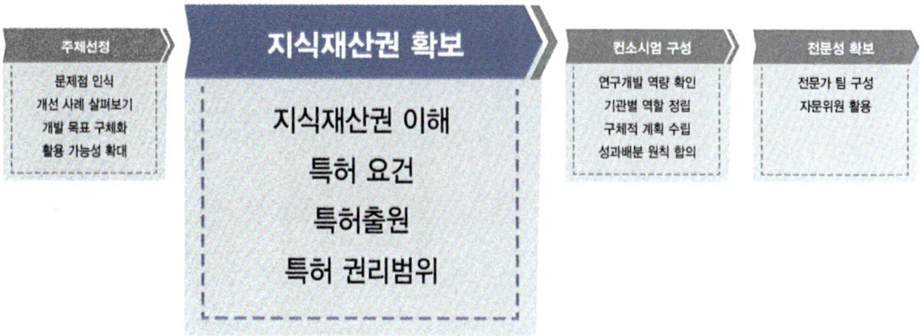

현대는 지식정보화사회로, 지식재산권에 대한 관심과 필요성이 매우 높은 시대라 할 수 있다. 최근 글로벌 시장에서 특허 관련하여 기업들 간 분쟁 기사를 종종 보듯이 특허 관련 소송의 경우 소송금액도 천문학적인 수치로 증가하고 있다. 이러한 시대에 개발하고자 하는 아이디어나 연구내용이 다른 사람의 지식재산권을 침해하는지 확인하고, 본인의 지식재산권도 보호받기 위해서는 지식재산권이 무엇인지 알아보고, 나아가 어떻게 획득 및 활용할 것인지 고민하는 과정이 필수적이다.

먼저 용어부터 간단하게 알아보면, 지식재산권은 특허와 비슷하지만 따로 구분되며 크게 산업재산권과 저작권을 통칭하는 말이다. 흔히 지적재산권, 지식재산권, IP라는 용어를 사용하는데 모두 동의어이고, 최근 트랜드에 의하면 특허보다 지식재산이라는 용어를 사용하고 있다. 또한 영국과 미국에서도 Patent라는 단어 대신에 Intellectual Property, 즉 IP라는 단어를 많이 사용하고 있다.

지식재산이란 지식재산 기본법에서는 "인간의 창조적 활동 또는 경험 등에 의하여 창출되거나 발견된 지식・정보・기술, 사상이나 감정의 표현, 영업이나 물건의 표시, 생물의 품종이나 유전자원(遺傳資源), 그 밖에 무형적인 것으로서 재산적 가치가 실현될 수 있는 것을 말한다."라고 정의하고 있고, 신지식 재산이란 "경제・사회 또는 문화의 변화나 과학기술의 발전에 따라 새로운 분야에서 출현하는 지식재산을 말한다."고 한다. 지식재산에 대한 보호 목적을 기준으로 보면 산업재산권과 저작권으로 나누고, 이에 대한 권리 보호를 위해 특허법, 저작권법, 실용신안법, 디자인법, 상표법, 발명보호법 등의 법률을 제정하여 보호하고 있다.

한・줄・정・리

지식재산권의 종류

1. 산업재산권 : 특허권, 실용신안권, 디자인권, 상표권
2. 저작권 : 저작인격권, 저작재산권, 저작인접권, 컴퓨터 프로그램권
3. 신지식재산권 : 산업저작권, 첨단산업재산권, 정보재산권

1. 산업재산권

산업재산권은 특허권, 실용신안권, 디자인권, 상표권으로 분류한다. 특허권은 기술적 사상(idea)의 창작에 대한 권리이고, 실용신안권은 실용적인 개량 기술을 보호하는 것이며, 디자인권은 공산품의 외형에 대한 새로운 디자인 그리고 상표권은 타상품과 식별력을 가지는 기호나 상징에 대한 권리이다.

특허권

먼저 특허권은 자연법칙을 이용한 기술적 사상의 창작으로 발명 수준이 고도화된 것에 대한 독점권을 말한다. 특허권자는 발명품의 제조・사용・판매에 대한 독점권을 가지며 타인에게 특허에 대한 실시를 허락하여 특허실시권자에게 사용료(royalty)를 받거나 일정한 보상을 받을 수 있다.

Tip

특허권의 효력이 미치지 않는 범위(특허법 제96조)

- 의약품의 품목허가 · 품목 신고를 위한 연구 또는 시험을 하기 위한 특허발명의 실시인 경우
- 국내를 통과하는데 불과한 선박 · 항공기 · 차량 또는 이에 사용되는 기계 · 기구 · 장치, 그 밖의 물건
- 특허출원을 한 때부터 국내에 이미 물건이 있는 경우
- 둘 이상의 의약이 혼합되어 제조되는 의약의 발명 또는 둘 이상의 의약을 혼합하여 의약을 제조하는 방법의 발명에 관한 특허권의 효력은 약사법에 따른 조제 행위와 그 조제에 의한 의약인 경우

실용신안권

실용신안권이란 산업상 이용할 수 있는 물품의 형상, 구조 또는 조합을 고안한 것에 관해 일정 기간 독점적으로 이용할 수 있는 권리이다. 실용신안은 이미 발명한 것을 개량해 더 편리하게 쓸 수 있도록 한 것으로 실용적인 주변의 개량 기술로서 물품의 고안만을 말하고, 방법이나 물질에 대한 기술적 발명은 특허에 해당한다. 특허권보다는 권리 존속기간이 10년으로 짧다.

디자인권

디자인권은 물품의 부분, 글자체 및 화상(畫像, 사람의 얼굴을 그림으로 그린 형상)의 형상, 모양, 색채 또는 이들의 결합으로 시각을 통하여 심미감을 일으키게 하는 것에 대해 특정인에게 부여되는 독점적인 권리이다. 물품에 대한 창작인 점에서 실용신안과 유사하지만, 디자인은 미적인 부분의 해결을 목적으로 한다는 점에서 기술적인 부분의 해결을 목적으로 하는 실용신안과 차이가 있다.

디자인권에서는 하나의 출원 건으로부터 하나의 물품과 하나의 디자인만을 표시하는 **1 디자인 1 출원 제도** 원칙이 있다. 다만 찻잔과 받침과 같이 한 벌로 만들어진 두 가지 물품은 하나의 디자인으로 출원도 가능하다.

그리고 디자인권을 가지고 있는 사람에 한하여, 기존에 등록된 디자인과 유사한 디자인을 출원 및 등록받을 수 있도록 보장된 유사디자인제도도 있다. 기본적인 디자인이 완성되면 다양하게 변형한 도용 및 모방이 쉬워 유사디자인을 조기에 등록하여 디자인권의 모방을 막기 위해 만들어졌다. 이 제도에 의해 등록된 유사디자인은 기본 디자인이 소멸하면 동시에 소멸하게 된다.

상표권

상표권은 자기의 상품과 타인의 상품을 식별하기 위하여 사용되는 표장으로 기호, 문자, 도형, 소리, 냄새, 입체적 형상, 홀로그램 · 동작 또는 색채 등으로서 그 구성이나 표현방식에 상관없이 상품의 출처(出處)를 나타내기 위하여 사용하는 모든 표시에 대한 권리로 상품을 생산, 가공, 증명 또는 판매하는 경우 상표에 대한 권리를 보호함으로써 구매하는 사람은 상품의 출처를 명확히 하여 상품선택에 길잡이를 받을 수 있다. 상표를 사용하는 사람 또는 기업에 있어서는 상표의 지속적인 사용으로 업무상 신용을 얻어 상품 및 상표의 재산적 가치를 높여 갈 수 있다. 몇 년 전 중국 브로커의 상표 도용사례에 관한 기사에서 국내 K-푸드 업체들의 상표가 대거 도용되었고 기업의 이미지 및 기업의 가치를 떨어뜨릴 수도 있고, 그로 인해 한국의 이미지를 실추할 수 있어 정부 차원의 대응이 필요했었다.

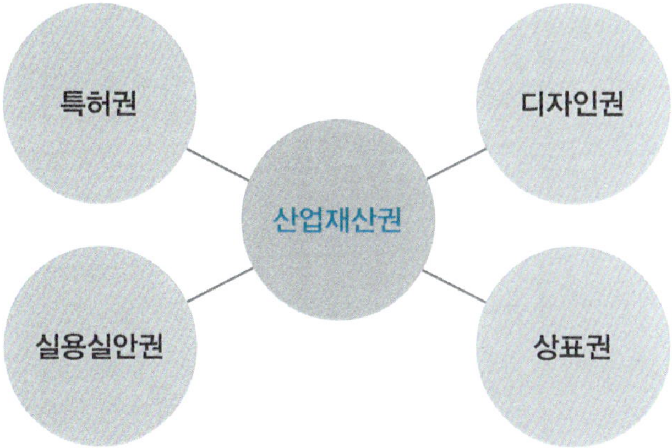

2. 저작권

저작권은 인간의 사상 또는 감정을 표현한 창작물에 대하여 저작자의 권리와 이에 인접하는 권리를 보호하고 저작물을 공정하게 이용하기 위한 권리이다. 저작물에는 소설 · 시 · 논문 · 강연 · 연설 · 각본과 같은 어문저작물, 음악저작물, 연극저작물, 미술저작물, 건축저작물, 사진저작물, 영상저작물, 도형 저작물, 컴퓨터프로그램이 포함된다. 또한 원저작물을 번역 · 편곡 · 변형 · 각색 · 영상제작 등 또 다른 방법으로 작성한 창작물과 같이 2차적 저작물은 독자적인 저작물로서 보호되며, 이는 그 원저작물에 대한 저작자의 권리에 영향을 미치지 않는다. 저작권에 있어 저작자는 저작인격권과 저작재산권에 대한 권리를 가진다.

저작인격권은 저작자가 자기의 저작물에 대하여 가지는 인격적, 정신적 권리를 말하며, 일반적으로 공표권, 성명 표시권 및 동일성 유지권 등이 이에 포함된다. 저작인격권은 일신 전속에 속하는 권리로서 양도나 상속의 대상이 되지 않는다.

저작재산권은 저작물의 이용으로부터 생기는 경제적 이익을 보호하기 위한 권리를 말한다. 저작권법은 저작재산권에 포함되는 권리로 복제권, 공연권, 공중송신권, 전시권, 배포권, 대여권, 2차적 저작물 작성권 등을 인정하고 있다. 저작재산권은 공표한 때부터 70년간 존속하지만, 창작한 때부터 50년 이내에 공표되지 않았다면 창작한 때부터 70년간 존속한다.

3. 특허가 될 수 있는 요건 : 신규성, 진보성, 산업 이용가능성

모든 발명이 특허의 대상이 되는 것은 아니며 특허로 등록받기 위해서는 신규성, 진보성, 산업 이용가능성이 있어야 한다.

신규성이란 출원 당시에 일반인에게 알려지지 않은 것을 말한다. 특허출원 전에 국내 또는 국외에서 공지(公知)되었거나 공연(公然)히 실시된 발명이거나 출원 전에 국내 또는 국외에서 반포된 간행물에 게재되었거나 전기·통신회선 즉 인터넷 등을 통하여 공중(公衆)이 이용할 수 있는 발명인 경우에는 신규성이 없어 특허받을 수 없다.

진보성이란 과거의 기술로부터 발전성이 인정되는 것으로 특허출원 전에 그 발명이 속하는 기술 분야에서 통상의 지식을 가진 사람이 공지 발명으로부터 쉽게 발명할 수 없는 정도의 창작 난이도를 갖춘 발명이어야 한다.

마지막으로 비록 신규성과 진보성을 갖추고 있더라도 해당 발명이 산업상 이용가능성이 없는 발명인 경우에는 특허받을 수 없다.

특허받을 수 없는 발명으로는 실시할 수 없는 발명이거나 미완의 발명으로 구체적인 기술 수단이 결여된 추상적인 아이디어이거나 수술방법 • 진단방법 • 치료방법, 산업적으로 이용될 수 없는 발명이 있다. 구체적으로 열역학의 법칙이나 에너지 보존의 법칙 등과 같은 자연법칙 자체나 단순한 정보제공을 위한 데이터베이스, 인간의 정신활동을 이용하는 사업전략이나 영업 방법 또는 반복 실시가 불가능한 발명 등도 특허를 받을 수 없다.

4. 특허출원이란

특허출원이란 기술을 보호받기 위하여 특허청에 서류를 작성하여 제출하는 것으로 특허청에 특허받고자 하는 의사를 객관적으로 표시하는 행위를 말한다. 특허출원에서 가장 중요한 서류는 특허 명세서작성으로 발명 기술의 내용과 그 발명에서 자신이 보호받고자 하는 부분을 기재하여야 한다. 특허 명세서는 일반 대중에게 자신의 발명 내용과 요구하는 권리를 공개하는 것이기 때문에 제3자의 입장에서 볼 때 그 내용이 명확하여야 한다. 그러므로 특허출원에서 명세서작성은 매우 중요하다.

특허는 발명자라면 누구나 직접 출원 가능하며, 공동으로 발명했다면 공유자 모두가 특허출원을 해야 한다. 또한 발명자로부터 상속 또는 법적으로 권리를 이전 승계받은 개인이나 법인도 가능하다. 특허출원 등록을 직접 수행도 가능하나, 절차가 복잡하기 때문에 변리사(대리인)를 선임하여 출원을 준비할 수 있다.

5. 특허에 대한 권리

특허가 등록되면 해당 발명에 대한 모든 부분에 있어 권리가 취득된다고 착각하는 경우가 많다. 그러나 특허와 관련하여 권리 부분은 명세서상에 기재된 청구항만을 바탕으로 권리 범위가 형성된다. 즉, 특허출원서에 첨부한 명세서의 특허 청구범위에 기재된 사항에 의하여 정해진다. 다만, 첨부한 명세서에서 기술적 범위가 명백한 경우에는 원칙적으로 명세서의 다른 기재에 의하여 청구범위를 제한 해석할 수 없다. 판례에 따라 청구범위를 문언대로 해석하는 것이 명세서의 다른 기재 사항과 있어서 명백히 불합리한 경우에는 출원된 기술 사상의 내용, 명세서의 다른 기재, 출원인의 의사 또는 제3자에 대한 법적 안전성을 두루 참작하여 특허권의 권리 범위를 제한 해석할 수 있다고 한다.

특허출원에 있어 청구항의 문서 작성 등을 상세하게 기입하면서 유사 특허에 대한 사전 조사를 철저히 해서 타 특허의 침해 여부가 있는지 꼭 확인해야 한다.

유사 특허를 검색하는 방법으로 국내 특허의 경우에는 특허청 산하의 한국특허정보원(Korea Institute of Patent Information, KIPI)에서 국내 산업재산권 정보를 검색할 수 있는 서비스를 제공하고 있다. 한국특허정보원 홈페이지인 특허정보넷

KIPRIS(www.kipris.or.kr) 검색서비스를 이용하여 검색할 수 있다. 특허 검색을 처음 하는 분들을 위해 특허정보넷 KIPRIS에 들어가면 초보자용 키프리스(KIPRIS)가 있다. 해당 자료를 [부록2]에 올려드리니 참고하기를 바란다.

KIPRIS 초보자용 키프리스

http://beginner.kipris.or.kr/beginner/beginnerMain.jsp

PART 4에서는 의료기기를 시장에 판매하기 전에 반드시 필요한 허가 및 등록을 위한 과정에 대해 살펴볼 것이다. 구체적으로 의료기기 인허가 과정, 임상시험이 필수적인데 이는 사람에게 사용할 제품으로 안전성과 유효성을 검증하는 절차이다. 제품 판매를 할 때 복지 용구 및 고령 친화 우수제품 등록 제도를 활용한다면 여러 가지 장점이 있으므로 이에 대해서도 간략하게 살펴볼 것이다.

PART.4

구현

의료기기 연구개발과 판매

PART 4에서는 의료기기 연구개발을 진행하고 제품을 판매하기에 앞서 인허가, 임상시험 등록 시 활용할 수 있는 제도에 대해 살펴보겠다.

간호 아이디어를 제품으로 연구 개발하여 개발된 제품을 시장에 판매하기 위해서는 여러 단계를 거쳐야 한다. 이를 흐름도로 표현하면 아래와 같다. 앞에서 1~4단계까지 간호 아이디어의 연구개발 가능성을 확인하기 위한 사전 점검 사항, 지식재산권 확보, 개발팀 구성 및 연구개발 진행에 대해 살펴보았다. 이 과정은 순서대로 진행해야만 되는 것은 아니고 중간에 수정 변경할 수 있고 뒤의 것을 앞에 먼저 진행해도 되는 상호 유기적이고 보완적인 과정이다. 그렇지만 5단계 인허가, 임상시험, 제품 등록은 순서를 바꾸거나 변경할 수 있는 과정이 아니다. 개발된 의료기기가 시장에서 판매되기 전에 안전성과 유효성 검증은 반드시 거쳐야 하는 중요한 절차이고 한번 진행하면 수정하거나 변경하기 어려운 과정이다. 따라서 준비할 서류와 관계 법령, 관련 기관 안내 사항 등을 잘 확인하고 진행해야 한다. 그러므로 이 장에서 다루는 내용은 관계자가 아니면 다소 전문적이고 어려울 수 있겠지만 의료기기 개발을 위해서는 참고해야 할 사항이므로 너무 내용이 어렵다면 필요할 때 찾아볼 수 있는 정도로 활용하면 좋을 것이다.

1단계 : 간호 아이디어	문제에서 아이디어로 발전 (PART1, PART2 참고)
2단계 : 개발 가능성 확인	보건의료분야 연구개발 사례, 사전 점검사항 (PART2-3, PART3-1 참고)
3단계 : 지식재산권 확보	개발 전/ 개발 진행 중 특허출원 (PART3-2 참고)
4단계 : 개발팀 구성, 진행	전문가 구성, 기관 역량과 의지 확인, 소통 중요 (PART2 참고)
5단계 : 개발 제품 등록	인허가, 임상시험 진행 (PART4 참고)
6단계 : 제품 판매	복지용품 등록, 고령친화제품 활용 (PART4 참고)

01

의료기기 인허가 프로세스

의료기기는 사용 목적과 사용할 때 인체에 미치는 잠재적 유해성 정도에 따라 1~4등급까지로 분류한다. 분류기준인 잠재적 위해성에 대한 판단 기준은 인체와 접촉하고 있는 시간, 침습의 정도, 약품이나 에너지가 환자에게 전달되는지 여부 그리고 사람에게 생물학적 영향을 미치는지 여부를 기준으로 한다. 등급별로 보면 1등급은 잠재적 위해성이 거의 없는 의료기기, 2등급은 잠재적 위해성이 낮은 의료기기, 3등급은 중증도의 잠재적 위해성을 가진 의료기기 그리고 4등급은 고도의 위해성을 가진 의료기기이다. 만약 개발하는 의료기기가 등급으로 보았을 때 두 가지 이상이 조합된 의료기기라면 더 높은 유해도로 분류된다. 의료기기의 인허가 절차는 각 등급에 따라 신고, 인증, 허가 대상으로 구분하고 있으며, 이런 인허가 절차에 해당하지 않고 제한되는 대상들도

「의료기기법」에 명시되어 있으니 개발 시작 단계에서부터 판단해서 준비해야 한다.

참고로 개발하고자 하는 기기가 어떤 품목인지에 대한 정확한 판단은 해당 제품이 의료기기법 제2조에 따른 의료기기 정의에 부합되는지를 먼저 판단하고, 의료기기 품목 및 품목별 등급에 관한 규정을 근거로 내용을 확인하고 개발해야 한다.

Tip

의료기기의 정의(의료기기법 제2조)에 대해 다시 한번 정리해 보면, 의료기기란 '사람이나 동물에게 단독 또는 조합하여 사용되는 기구 · 기계 · 장치 · 재료 · 소프트웨어 또는 이와 유사한 제품을 말한다.

① 질병을 진단 · 치료 · 경감 · 처치 또는 예방할 목적으로 사용되는 제품
② 상해(傷害) 또는 장애를 진단 · 치료 · 경감 또는 보정할 목적으로 사용되는 제품
③ 구조 또는 기능을 검사 · 대체 또는 변형할 목적으로 사용되는 제품
④ 임신을 조절할 목적으로 사용되는 제품
단, 「약사법」에 따른 의약품과 의약외품 및 「장애인복지법」 제65조에 따른 장애인보조기구 등 의지(義肢) · 보조기(補助器)는 의료기기에서 제외

의료기기 인허가 과정은 위해도가 다소 낮은 1등급인 경우에는 신고, 2등급은 인증으로 진행하며, 관리기관은 식품의약품안전처에서 신고/인증을 위탁하는 의료기기 안전성정보 모니터링센터에서 발급된다. 1등급은 신고서 등록 후 발급되고, 2등급은 식약처에서 지정한 기술문서 심사기관에서 의료기기의 기술문서 심사 후 인증서가 발급된다. 위해도가 다소 높은 3~4등급 의료기기는 식품의약품안전처에서 의료기기심사부에서 직접 발급하는데, 기술문서 심사가 완료된 의료기기에 대하여 심사 후 허가증이 발급된다.

의료기기를 개발하던 중에 반려동물용으로 먼저 개발하는 경우도 종종 있다. 동물용 의료기기 인허가는 인체용 의료기기 인허가 기관과 다르니 어떤 의료기기를 개발할지에 따라 확인하고 진행하는 것이 필요하다. 마지막으로 개발과는 관련이 없지만, 최종적으로는 제품을 개발하고 인허가를 취득한 후에 판매 및 유통에 대한 부분도 고려할 필요성이 있어 이와 관련하여 참고할 유관 단체에 대해 아래 표〈표 4-1〉를 참고하였으면 한다.

〈표 4-1〉 대상별 의료기기 관리기관

업무 구분	의료기기	
	인체용 의료기기	동물용 의료기기
의료기기 관련 정책 총괄	식품의약품안전처	농림축산식품부
의료기기 제조 및 수입 인허가, 기준규격 설정 등 고시 운용	식품의약품안전처	농림축산검역본부
의료기기 판매업이나 임대업 신고, 유통 및 판매관리	지방자치단체	지방자치단체
의료기기 수입 표준통관예정보고, 연간수입판매실적보고	한국의료기기산업협회	한국동물약품협회

〈출처 : 의료기기의 품질관리와 인허가 실무〉

인간을 대상으로 사용되는 의료기기의 경우에는 다른 일반적인 기기와는 달리 각종 규제와 시장진입 단계까지 준비할 부분이 많고, 진행 과정에서 다소 어려운 문제에 직면하게 될 수 있다. 제품을 개발하고 이후에 시판하는 과정에 있어 가장 중요한 부분은 안전성을 검증하는 것이고, 이를 검증하기 위하여 여러 가지 시험과 검사과정에 대한 기본적인 이해와 준비해야 하는 부분들이 많으니 잘 확인하고 미리 체크해야 한다.

1. 의료기기 품목분류

아이디어를 의료기기로 개발할 수 있을지 확인하는 가장 첫 번째 단계로 의료기기 품목 분류이다. 개발 또는 제조하고자 하는 의료기기가 어떤 품목군에 해당할 수 있을지 확인하기 위하여 유사한 제품들에 대한 정보를 검토해 보고 어떠한 의료기기 품목에 해당하는지 확인할 필요가 있다. 최근에는 기존의 의료기기와 달리 특수한 기능과 성능, 효능 등 특별한 기능이 포함하여 개발하면서 식품의약품안전처가 지정해 놓은 품목분류에 해당하지 않는 경우가 있다. 이런 경우에는 식품의약품안전처의 의료기기 전자민원창구에서 의료기기 민원 질의를 통해 개발하고자 하는 제품이 어떠한 품목분류에 해당하는지, 어떠한 등급의 의료기기인지를 사전에 꼭 확인하고 개발의 프로세스를 시작해야 한다.

의료기기의 품목분류는 크게 대분류, 중분류, 소분류로 구분하며, 대분류에는 기구·기계, 장치 및 재료별로 분류하고, 대분류 항목에서 중분류로는 원자재, 제조공정 및 품질관리체계가 비슷한 품목군별로 분류한다. 다음으로 소분류에서는 각 중 분류군에서 기능이 독립적으로 발휘하는 품목별로 분류한다. 예를 들어 대분류에서 A. 기구 기계 항목인 물품을 중분류에서는 A01000 진료대와 수술대, A02000 의료용 침대 등으로 분류되고, 그중에 A01000 중분류를 A01010.01 범용수동식 진료대, A01010.02 범용유압식 진료대 등으로 분류되어 있다.

개발하고자 하는 의료기기가 이와 같은 품목분류에 포함되어 있지 않다면 새 품목군을 생성해야 할지, 기존 품목군에 포함될 수 있는지 고민해 보아야 한다.

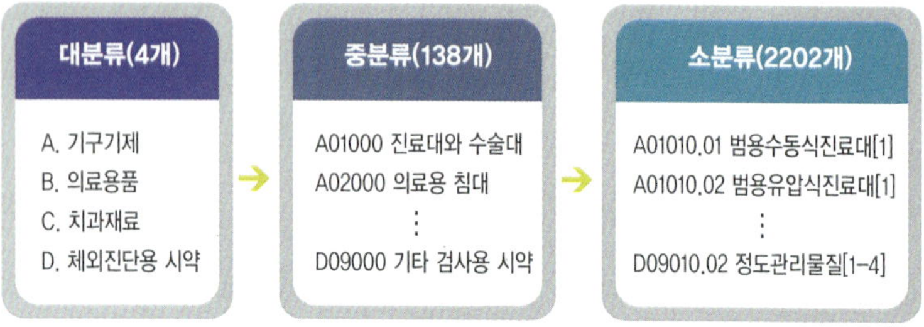

〈그림 4-1〉 의료기기 품목분류

〈출처 : 의료기기 시장진출 통합 가이드라인 2018〉

한·줄·정·리

내가 개발하려는 제품의 품목군을 확인해야 한다.

2. 동등성 평가

다음 단계로 기존에 허가받은 제품과 동등한 품목이 있는지 비교할 필요가 있다. 이는 의료기기 기술 심사 서류 제출할 때 필요한 것으로, 제품 개발 시 확인하지 않는다면 인허가 과정에서 어려움을 겪을 수 있다. 제품의 동등 품목 비교를 통해 기술 심사 자료를 준비하면서 범위를 결정할 수 있으며, 중요한 것은 작용원리와 사용 목적이 기허가 제품과 동등한 범위 내에 있는지, 동등한 것이라고 판단할 수 있는지에 대해 평가하는 것이고 만약 동등하지 않은 경우에는 추가 자료에 대한 제출이 요구되거나 임상시험에 관한 자료를 제출해야 할 수도 있다. 만약 개발하려는 제품이 동일한 사용 목적, 동일한 작용원리, 동일한 적응증이더라도 적용 부위에 가해지는 물리적, 전기적, 기계적, 에너지의 성능, 특성이 다를 경우에도 임상적 효능·효과에 영향을 미치는 성능 자료에 대한 임상자료 제출 대상이 될 수 있다. 만약 임상시험 자료가 첨부되어야 하는 의료기기를 개발하는 경우에는 식품의약품안전처에서 지정된 임상시험 지정기관에서 수행된 자료를 제출해야만 하고 그로 인하여 많은 비용과 시간이 추가로 들어가게 될 수 있다. 그러므로 사전에 기허가 제품과의 동등 품목에 대한 비교를 선행할 필요성이 있다. 개발하고자 하는 제품이 기제품과 동등한지를 확인하기 위해 다음의 흐름표에 따라 체크해보자.

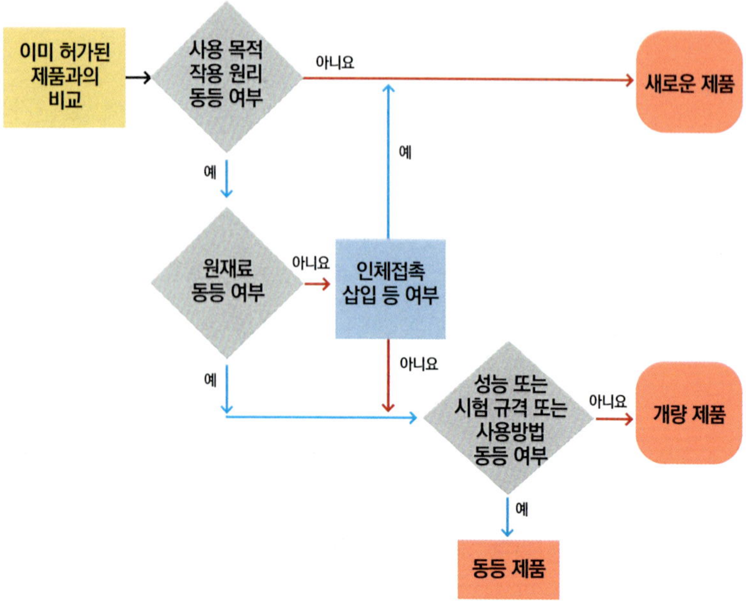

〈그림 4-2〉 동등 판단 기준 및 흐름도 〈출처 : 의료기기 기술문서 심사 이해하기 가이드라인[민원인 안내서]〉

한·줄·정·리

기존에 허가받은 제품 중에 동등한 품목이 있는지 비교해야 한다.

다음으로는 의료기기 허가·신고·심사 등에 관한 규정에 따른 시험검사, 기술문서, GMP심사 그리고 의료기기 제조 및 수입 인증(허가)심사를 받아야 한다. 이에 대하여 간략하게 살펴보겠다.

3. 의료기기 시험검사

의료기기 시험검사는 의료기기가 안전하고 성능이 우수한지를 확인하는 과정이다. 시험검사는 사용 목적과 기능에 따라 다양하게 이루어지며 일반적으로 전기·기계적 안전성시험과 생물학적 안전성시험 그리고 개발하고자 하는 제품의 특성에 따라 방사선 안전성시험, 전자파 안전성시험 등이 필요하다. 이러한 시험검사는 의료기기 등록 및 규제기관에서 승인받기 위한 기술문서 제출을 위해 준비하여야 한다. 개발하고자 하는 제품을 설계하는 초기부터 개발하고자 하는 제품에 대해 설계하면서 어떠한 시험검사가 필요한지 검토하여야 한다. 시험검사를 위한 서류 준비와 시험검사 기관에 대한 상세 내역은 [부록3]을 참고하기를 바란다.

최근 과학기술의 발전으로 기준규격 및 국제기준이 수시로 제·개정되고 있어 의료기기 개발의 경우 가장 최근의 국제시험규격과 관련 법규가 적용된 시험방법에 따라 수행되고 있으니 이 점 참고해서 준비해야 한다.

이와 같은 시험 기간은 통상적으로 약 4개월 정도 소요될 수 있다. 시험을 한 번에 통과하는 경우에 걸리는 기간이며, 기준에 통과하지 못하여 재시험이 진행될 때는 기간이 길어지므로 개발의 전체 일정을 계획할 때 고려해야 한다.

4. 의료기기 기술문서 심사를 위한 서류와 심사기관

의료기기 기술문서 심사란 제품의 등급 및 품목에 따른 심사를 진행하는 것을 말한다. 1등급 의료기기는 허가 대상이며 2등급에서 4등급 의료기기에서 기술문서 심사가 필요하다. 다만 2등급 중에 앞서 말한 동등성 평가를 해서 '동일 제품, 동등 공고제품'의 경우에는 기술문서 심사 대상에서 면제가 되어 신속 허가를 받을 수 있다. 이에 동등 공고제품인지 식약처에서 확인해 보고 동등한지 조사하는 것이 매우 중요하다.

여기에서는 등급별로 요구되는 서류에 대해 간략하게 알아보려고 한다. 2등급 의료기기인 경우에 제출하여야 하는 서류로는 기술문서, 시험검사 성적서, 소프트웨어 검증 및 유효성 확인 파일, 소프트웨어 적합성 확인 보고서, 본질적 동등 품목 비교표, 사이버보안 필수 원칙 체크리스트를 준비해야 한다. 그리고 3등급, 4등급 의료기기인 경우에는 2등급 의료기기에 제출하는 서류와 추가로 사용 목적에 관한 자료, 작용원리에 관한 자료, 기원/발견 및 개발 경위에 관한 자료를 제출해야 한다. 물론 본질적 동등 품목 비교표에 따라 임상에 관한 자료 제출 대상에 해당한다면 추가하여 제출해야 한다.

제출할 기술문서를 심사하는 기관으로는 2등급 의료기기인 경우에는 식약처 지정한 기술문서 심사기관에서 진행하고, 3등급과 4등급 의료기기, 유헬스케어 품목군에 해당하는 기기 그리고 임상에 관한 자료를 제출해야 하는 대상 품목에 대해서는 식약처에서 심사를 진행한다. 2등급 의료기기여도 유헬스케어 품목군과 임상에 관한 자료를 제출해야 하는 대상 품목이라고 판단될 때는 식약처에 심사 의뢰해야 하니 이 점은 꼭 알고 주의하여 계획을 세워야 한다.

여기에서 기술문서 작성에 대해 상세하게 적을 수 없으니, 기술문서 작성과 관련하여 식약처에서 발간한 '의료기기 기술문서 심사 이해하기 가이드라인[민원인 안내서]'를 참고하여 작성해 나가길 바라며, 심사 소요 기간을 체크하여 개발의 전체 일정을 잡는 것을 권한다. 통상적인 심사 기간은 의료기기의 각 등급 그리고 품목분류에 따라서 정해진다. 처리 기간은 임상시험 자료가 필요 없는 경우 65일, 임상시험 자료가 필요한 제품의 경우 일괄 신청하면 80일 소요되며, 이는 공휴일을 제외한 일정이다.

'의료기기 기술문서 심사 이해하기 가이드라인[민원인 안내서]' 바로가기 ▶

기술문서를 심사 의뢰하는 기관으로는 식약처가 지정한 심사기관에 의뢰하여야 하며, 해당 기관에 관한 관련 정보는 식품의약품안전처 홈페이지에서 확인할 수 있다. 참고로 [부록4]에 2등급 의료기기 기술문서 심사기관에 대해 간략하게 정리해 두었으니 참고하시기 바란다.

5. 의료기기 GMP 심사

의료기기 GMP(Good Manufacturing Practie)란 의료기기의 설계・개발, 생산, 설치 및 서비스 제공에 있어 적용되는 품질경영시스템 요구사항에 관한 국제적인 표준을 말한다. GMP 심사는 개발하는 의료기기 각각의 품목에 따라서 받는 심사가 아니고, 기업에서 개발하는 품목군에 따른 심사이다. 의료기기를 제조, 수입 및 임상시험용 의료기기 제조・수입자는 해당 심사를 위해 꼭 평가받아야 하며, GMP 심사에 적합 인정서를 받았어도 유효기간이 있어, 3년마다 정기 갱신 심사를 받아야 한다. 준비해야 하는 서류에는 제품 표준서, 제조소 개요, 의료기기 품목 목록, 제조소 시설개요, 주요 공급업체 리스트 등으로, 이는 국제표준인 ISO13485의 내용을 기반으로 '의료기기 제조 및 품질관리 기준'에 따라 실시한다. ISO13485의 내용은 [부록 3]에 간단하게 소개하니 참고하기를 바란다.

심사기관으로는 2등급 의료기기인 경우에는 식약처에서 지정한 GMP 심사기관인 KTL, KTC, KCL, KTR에서 진행하고, 3등급과 4등급 의료기기는 식약처 지정 심사기관뿐만 아니라 식약처가 직접 참여하여 합동 심사를 진행한다. 만약 1등급 의료기기라면 GMP 심사가 면제되니 참고하면 된다. GMP 시스템에 대한 심사 기간은 약 4개월이 소요되니, 개발 전체 기간을 추정할 때 참고하기를 바란다.

앞에서 말한 1등급 제품의 경우에는 기술문서와 GMP가 면제라고 되어 있지만 GMP 품질 시스템을 갖추지 않아도 되는 것이 아니기 때문에 제조과정에 필요한 모든 문서는 작성하여 보관해 두어야 한다. 1등급의 경우에도 기술문서 심사제출이 요구되는 서류와 시험검사 성적서, 벨리데이션 파일을 식약처에서 불시에 점검할 수 있다.

국내에서 사용 또는 판매하지 않고 수출만을 목적으로 제조·수입하는 의료기기도 1등급 의료기기와 같이 GMP 심사를 제외할 수 있으나, 수출할 국가의 요구사항에서 자국의 GMP 적합인정서나 품질관리 목적 등의 사유로 GMP 심사를 받을 수도 있으니 준비해야 한다.

참고로 직접 제조하고자 하는 경우 회사에서 갖추어야 할 의료기기 관련 전문가인 품질관리자에 관련하여서는 [부록5]을 참고하여 인력 채용 및 관리에 참고하기를 바란다.

6. 의료기기 제조 및 수입 허가 또는 인증심사

개발하려고 하는 의료기기를 직접 제조하는 경우에는 의료기기 제조 심사, 의료기기 제조업 허가심사가 필요하다. 의료기기 제조 심사란 의료기기 품목을 허가받는 것을 말하며, 의료기기 등급 및 품목에 따른 기술문서, 각종 시험검사 성적서, 기술 문서심사 적합 통지서, GMP 적합 인정서가 필요하다. 준비 서류는 1등급과 2등급 의료기기 경우에는 의료기기 안전 정보원에 접수하고, 3등급과 4등급의 경우에는 식약처에 제출한다. 개발자가 직접 제조업을 허가받지 않고, 외주를 줄 수도 있어 제조업 허가가 필수는 아니다. 그러나 직접 제조업을 허가받고자 한다면 개인사업자로 하느냐, 법인으로 설립하느냐에 따라 제출 서류가 조금 다르다.

일단 제조업 허가를 진행하는 경우 사업자등록증과 법인 등기부등본을 제출하여야 한다. 개인사업자인 경우 특기할 만한 사항으로 대표자의 건강진단서를 제출하여 적정 여부를 확인하고, 품질책임자의 자격 관련 서류를 관할 지방 식약청에 제출해야 한다. 자세한 사항은 의료기기 제조(수입) 허가·신고·심사 등 민원 처리 안내서를 참고하여 준비해야 한다.

> **Tip** 개인사업자 신청할 때 대표자 결격사유
>
> · 건강진단서 적정 여부
>
> (정신질환자, 마약 및 기타 유독물질 중독자가 아님을 증명하는 서류로 6월이 경과되지 아니한 것)
>
> · 금치산자 · 한정치산자 또는 파산자로서 복권되지 아니한 자
>
> (등록기준지 신원조회로 확인)
>
> · 의료기기법을 위반하여 금고 이상의 형의 신고를 받고 그 집행이 끝나지 아니하거나 그 집행을 받지 아니하기로 확정되지 아니한 자 (등록기준지 신원조회로 확인)
>
> · 의료기기법을 위반하여 제조업 허가가 취소된 날부터 1년이 지나지 아니한 자

다음 장에는 의료기기 개발에서 임상시험이 필요한 경우를 위해 수행방법과 준비해야 할 내용에 대해 알아볼 것이다.

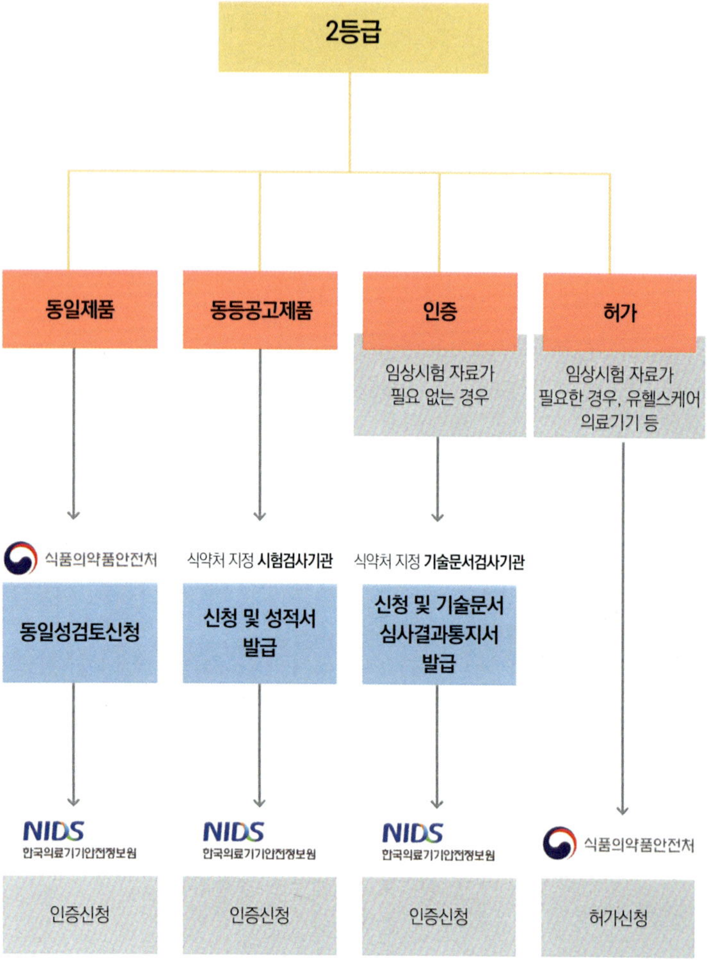

〈그림 4-3〉 의료기기 허가·인증 절차

〈출처: 의료기기 제조(수입) 허가 · 신고 · 심사 등 민원처리 안내서(민원인 안내서)〉

02

의료기기 임상시험

1. 의료기기 임상시험, 궁금증 해결!

의료기기 임상시험이란?

새로운 의료기기는 식약처의 인허가 없이 임상 현장에서 사용할 수 없고, 임상시험을 진행하여 그 유효성과 안전성을 먼저 확인해야 한다. 의료기기 임상시험은 '임상시험에 사용되는 의료기기의 안전성과 유효성을 증명하기 위하여 사람을 대상으로 시험하거나 연구하는 것'을 말한다. 임상시험은 동물이 아닌 사람을 대상으로 하는 연구이고, 그저 관찰만 하는 것이 아니라 시험적인 중재를 적용하면서 자료를 수집하는 연구여서 과학적이고 윤리적인 연구 설계가 필요하다.

의료기기 임상시험은 꼭 해야 할까?

의료기기 임상시험은 인허가 과정에서 필요한데, 의료기기 등급에 따라 임상시험이 요구될 수도 있고 아닐 수도 있다. [의료기기 품목 및 품목별 등급에 관한 규정]을 참조하여 지금 개발하는 의료기기가 어느 등급인지 먼저 확인해 보는 것이 좋다. 몸속에 삽입되는 스텐트나 이식형 심장박동기 같은 3, 4등급 의료기기는 반드시 확증 임상시험까지 진행해야 하지만, 잠재적 위해성이 거의 없는 청진기 같은 1등급 의료기기는 임상시험 없이 신고만 해도 되고, 2등급인 경우 탐색 임상시험으로도 인허가가 가능할 수 있다. 의료기기 등급을 알더라도 임상시험 필요 여부는 정확히 판단하기 어려울 수 있으므로, 식약처 의료기기 심사부에 연락하여 미리 확인하는 것이 바람직하겠다. 간호사에게 익숙한 청진기, 체온계, 혈압계, 관장기, 휠체어 등은 침습적이지 않은 1, 2등급이어서 의료기기 임상시험 없이 성능 자료만으로 인허가가 가능할 수도 있다.

'의료기기 품목 및 품목별 등급에 관한 규정' 바로가기 ▶

의료기기 임상시험은 무엇을 지켜야 할까?

1) 의료기기 임상시험은 의료기기법 시행규칙 [별표 3] **[의료기기 임상시험 관리기준]에 따라** 진행해야 한다. [의료기기 임상시험 관리기준]은 의료기기법 제10조에 따라 실시하는 의료기기 임상시험에 적용되며, 임상시험기관과 임상시험 심사위원회(Institutional Review Board, 이하 IRB), 시험자 및 의뢰자가 준수해야 하는 내용으로 구성되어 있다. 임상시험 관리기준을 GCP(Good Clinical Practice) 라고도 하는데, 임상시험 관련자들은 반드시 **연 1회 GCP 교육**을 받아야 한다.

'의료기기 임상시험 관리기준' 바로가기 ▶

2) 의료기기 임상시험은 **지정된 실시기관에서만 시행해야** 한다. 식약처로부터 지정받지 못한 기관에서 임상시험을 실시하는 것은 불법이고, 임상시험을 실시하려는 의뢰자는 실시기관의 기관장과 계약을 한 후에 임상시험을 진행할 수 있다. 식약처 홈페이지에서 의료기기 임상시험기관 지정 현황과 목록을 확인할 수 있다.

3) 의료기기 임상시험의 **시험책임자는 의사, 한의사, 치과의사여야** 한다. 간호사가 병동에서 익숙하게 사용하는 체중계, 혈압계, Infusion pump, 쿨링 패드 같은 간호 용품과 관련된 임상시험이더라도, 시험책임자는 의사여야 하고, 피험자에게 시험 참여를 요청하며 시험 과정을 **설명하고 동의를 구하는 사람도 의사여야** 한다.

4) 의약품 임상시험에서 관리 약사를 지정하듯, 의료기기 임상시험에서도 실시기관의 기관장이 **의료기기 관리자를 지정**하여 의료기기의 수불,

사용, 재고 및 회수 기록을 관리하고, 피험자에게 시험용 의료기기에 대한 정확한 사용 방법을 설명하게 해야 한다. 단, 임상시험의 특성에 따라 시험책임자 요청과 IRB 심의 의견을 들어 시험책임자나 시험담당자가 의료기기를 관리하게 할 수도 있다.

5) **식약처와 IRB로**부터 임상시험 계획서에 대해 **승인을 얻은 후** 임상시험을 진행해야 한다. 허가를 위한 임상시험인 경우, 임상시험 계획에 대한 식약처 승인이 반드시 필요하고, 이미 허가받은 후 허가 범위 내에서 성능과 효과, 안전성을 확인하려는 경우에는 식약처 승인 없이, IRB의 승인만 받으면 된다. IRB는 임상 연구에 참여하는 피험자 보호를 목적으로 하며, 과학적, 윤리적인 측면의 문제가 없는지 검토하고 심의하는 조직인데, IRB 심의는 시험자가 소속된 기관의 IRB를 이용한다.

Tip

- [탐색 임상시험]도 허가받은 의료기기가 아니라면 임상시험 계획에 대해 식약처 승인을 받아야 한다.
- 허가된 성능과 효과, 안전성을 확인하는 시험이어서 식약처 승인을 받지 않더라도 [의료기기 임상시험 관리기준]을 따라 임상시험을 진행해야 한다는 것을 주의하자.
- 허가된 의료기기로 진행하는 시험이지만, 그 목적이 의료기기의 유효성과 안전성을 확인하려는 것이 아니면 의료기기 임상시험이 아니라 기타 임상시험일 수 있다. 예를 들어 허가된 욕창 예방기능의 전동침대에 대한 임상시험이지만, 숙련된 간호사와 신규 간호사의 욕창 발견율을 비교하는 시험이라면 의료기기 임상시험이 아니다.

임상시험은 어떤 종류가 있을까?

1) **임상시험을 누가 주도하는지에 따라** 연구자 주도 임상시험(Investigator Initiated Trial, IIT)과 의뢰자 주도 임상시험(Sponsor Initiated Trial, SIT)으로 나뉜다. 임상시험을 하려는 자가 연구자이면, 연구자 주도 임상시험이고, 의료기기 회사라면 의뢰자 주도 임상시험이 된다. 임상시험을 계획하고 준비하고 시행하는 자에게 연구 자료와 연구 결과의 소유권이 귀속된다. 회사가 임상시험을 주도하는 의뢰자 주도 임상시험은 재원이 비교적 풍부하여 임상시험 관련 규제를 지키기 위한 여러 조치들을 진행할 수 있으나, 연구 성격이 상업적일 수 있다. 연구자 주도 임상시험은 연구자가 곧 "임상시험을 시행하려는" 의뢰자인데, 회사의 지원이 없어 연구비 예산에 제한이 있을 수 있으나, 연구자에게 흥미로운 연구 가설이거나 학술적인 측면에서 가치 있는 내용일 수 있다. 연구자 주도 임상시험의 재원은 국책 연구를 수주하여 마련하기도 한다.

2) **임상시험 목적에 따라** 탐색 임상시험(Exploratory Trial)과 확증 임상시험(Confirmatory Trial)으로 분류할 수 있다. 탐색 임상시험은 의료기기의 초기 안전성과 유효성 정보 수집, 후속 연구 설계를 위한 정보를 탐색적으로 수집하는 것에 목적이 있다. 탐색 임상시험은 시험 자료를 통해 관찰된 현상을 이해하려는 것이어서 단일군으로 임상시험을 진행해도 되고, 대상자 수는 연구 가설을 추정하거나 확인하는 정도로, 비교적 소규모로 진행할 수 있다. 확증 임상시험은

의료기기의 안전성과 유효성의 확증적 근거를 수집하기 위해 진행한다. 시험 의료기기에 대한 가설을 명확히 설정하고 이를 입증하는 데에 목적이 있으므로, 가설 검정을 위한 대상자 수를 산출하고 기존의 표준 의료기기를 대조군으로 하는 무작위배정 비교 임상시험을 진행할 수 있다.

Tip **[침상형 체중계] 임상시험을 가정하여 탐색 임상시험과 확증 임상시험을 생각해보자.**

- 새로 개발한 침상형 체중계의 유효성과 안전성을 확인하기 위해 탐색 임상시험을 단일군으로 먼저 진행할 수 있다. 소규모의 건강인에게 여러 번 측정한 체중 평균과 표준편차를 통해 체중이 정확하게 측정되는지 확인하고, 체중을 측정하는 동안 낙상 위험이 적고 사용자 편의성이 증진되는지에 대한 정보를 탐색적으로 수집할 수 있다.
- 이후 병동에서 chest-tube, L-tube, Foley catheter 등 여러 라인을 달고 있는 실제 환자를 대상으로, 침상 체중계가 현재 표준 제품인 인베드스케일보다 체중 측정의 정확성에서 뒤떨어지지 않고, 여러 기구나 라인을 유지하는 안전성 측면에서 우월한지 입증하는 무작위배정 비교 임상시험을 진행한다면, 이는 확증 임상시험일 수 있다.

임상시험은 얼마나 소요되고 어떤 과정으로 진행하는가?

1) 임상시험 소요 기간은 준비 기간을 제외하면, **목표한 대상수를 등록하는 기간과 평가 시점까지의 추적관찰 기간**을 고려하면 된다. 임상시험마다 목표 대상수와 평가 변수가 다르므로 소요 기간도 다르다. 피험자 등록 기간은 대상수가 적을수록, 참여하는 기관이 많을수록 빨라질 것이다. 추적관찰 기간도 평가 변수에 따라 달라진다. 예를 들어 주삿바늘 삽입 각도에 따른 통증을 비교하는 연구라면 삽입과 동시에 통증이 바로 평가되므로 추적관찰 기간이 짧을 것이고, 탈모 치료를 위한 헬멧 기계를 3개월간 적용한 후 머리카락 수가 늘었는지 평가하는 연구라면, 마지막 피험자 등록 후 3개월의 추적관찰 기간을 고려해야 한다. 임상시험 종료 시점에 수집된 자료를 정리하고 통계 분석과 보고서 작업, 저널 출판 작업을 진행하게 되는데, 이를 위한 소요 기간도 고려해야 한다.

2) 임상시험의 **일반적인 과정**은 다음과 같다.

① 임상시험 **준비** 단계에서 임상시험을 설계하고 계획서를 개발하여 식약처와 IRB를 통해 계획서 심의 및 승인을 받는다. 의료기기 제품을 확보하고, 필요한 재원, 인력, 시설 등을 확보한다.

② 임상시험 **진행** 단계에서 피험자를 선별하여 등록하고 계획서에 따라 분석에 필요한 자료를 수집하고 전자증례기록서에 입력하며, 독립적인 모니터링과 자료관리를 진행한다.

③ 임상시험 **종료** 단계에서는 통계 분석 및 임상시험 결과 보고서를 작성하고, 식약처, IRB에 결과를 보고하고, 저널 투고를 진행한다.

임상시험 준비	· 임상시험 설계 및 계획서 개발 · 임상시험 개시 전 준비 · 임상시험 계획에 대한 식약처와 IRB의 심의 및 승인
진행	· 임상시험 개시모임, 피험자 등록 및 관리 · 자료 수집 및 입력 / 모니터링 / 자료관리 · 식약처와 IRB에 임상시험 실시상황 보고, 이상반응 보고
종료	· 통계분석 · 임상결과보고서 작성 · 식약처와 IRB에 임상시험 종료 보고

〈그림 4-4〉 임상시험 과정

2. 의료기기 임상시험의 준비

임상시험 설계 및 계획서 개발

시험 목적에 맞게 연구를 설계하고 연구 가설, 방법, 평가 변수 등을 설정하여 계획서를 작성한다. 연구 목적에 따라 연구 가설을 설정하고, 연구 목적과 가설을 확인할 수 있는 연구 방법을 계획해야 하며, 연구의 1차 가설을 확인할 수 있는 평가 변수를 1차 평가 변수로 하고, 1차 평가 변수와 1차 평가 변수에 대한 통계 분석 방법을 기반으로 연구 대상수를 산출한다. 보조적이거나 탐색적으로 확인하려는 것은 2차 평가 변수나 탐색적 평가 변수로 설정한다.

척추 손상이 있는 편마비 환자에게 침상 체중계와 인베드스케일 체중계로 비교 임상시험을 하는 경우를 생각해보자. 연구 가설이 “새로 개발한 침상 체중계를 적용한 군의 체중의 정확성이 기존 인베드스케일을 적용한 군의 체중의 정확성에 뒤떨어지지 않고, 사용자 편의와 안전성 측면에서 우월할 것이다” 라면, 1차 유효성 평가 변수는 체중의 정확성을 확인할 수 있는 변수이고, 나머지 사용자 편의나 안전성을 확인하려는 변수는 2차 평가 변수로 하면 된다. 침상 체중계의 체중 정확성이 인베드스케일군에 비해 뒤떨어지지 않는다는 가정하에 대상수 산출을 해야 하고, 대상수 산출에 이용했던 분석 방법으로 이후 통계 분석을 진행해야 한다.

시험 가설에 적합한 대상군과 평가 변수를 잘 설정하고 연구 대상수 산출과 통계 분석 계획 작성 등 과학적 연구 설계를 통해 의미 있는 결과를 도출하기 위해서는 관련 분야의 임상 전문가나 통계학자의 자문을 구하는 것이 바람직하다.

[의료기기법 시행규칙 제 20조 제 2항]에 따른 임상시험계획서 작성 시 포함되어야 할 내용은 아래 20가지 항목이다.

1. 임상시험의 제목
2. 임상시험기관의 명칭 및 소재지
3. 임상시험의 책임자 · 담당자 및 공동연구자의 성명 및 직명
4. 임상시험용 의료기기를 관리하는 관리자의 성명 및 직명
5. 임상시험을 하려는 자의 성명 및 주소
6. 임상시험을 목적 및 배경
7. 임상시험용 의료기기의 개요(사용목적, 대상질환 또는 적응증을 포함한다)
8. 임상시험용 의료기기의 적용 대상이 되거나 대조군에 포함되어 임상시험에 참여하는 사람(이하 "피험자"라 한다)의 선정기준·제외기준·인원 및 그 근거
9. 임상시험기간
10. 임상시험방법(사용량·사용방법·사용기간·병용요법 등을 포함한다)
11. 관찰항목·임상검사항목 및 관찰검사방법

12. 예측되는 부작용 및 사용 시 주의사항

13. 중지·탈락 기준

14. 유효성의 평가기준, 평가방법 및 해석방법(통계분석방법에 따른다)

15. 부작용을 포함한 안전성의 평가기준·평가방법 및 보고방법

16. 피험자동의서 서식

17. 피해자 보상에 대한 규약

18. 임상시험 후 피험자의 진료에 관한 사항

19. 피험자의 안전보호에 관한 대책

20. 그 밖에 임상시험을 안전하고 과학적으로 실시하기 위해 필요한 사항

Tip

임상시험 계획서 초안 작성 시 참조할 만한 자료는

- 식약처에서 발간한 [의료기기 임상시험 길라잡이(민원인 안내서, 2020.03)] 중 임상시험계획서 작성 따라하기와 임상시험계획 승인 사례 페이지를 참조하면 도움이 된다.

- 또한 식약처 홈페이지의 [의료기기 임상시험계획서 작성을 위한 가이드라인]에서 다양한 의료기기에 대한 계획서 작성 방법과 사례를 제시하고 있으니 이를 활용해도 좋겠다.

임상시험 계획에 대한 식약처와 IRB의 심의 및 승인

임상시험 계획서를 개발하여, 식약처와 IRB에 계획서 승인 신청을 진행한다. 식약처에 임상시험 계획 심의를 위해 제출해야 하는 문서는 **의료기기 임상시험계획 승인에 관한 규정 제4조** (임상시험계획 승인 신청 시 제출자료의 요건 및 면제범위)에 따라, 임상시험계획서, 기술문서 자료와 제조 및 품질관리체계에 적합한 시설에서 해당 의료기기가 제조되었음을 입증하는 자료이다. 시험 기관에 IRB 심의를 위해 제출해야 하는 문서는 계획서와 자료 수집 양식인 증례기록서, 피험자 설명문 및 동의서, 모집공고문 등이다. 기관 IRB와 식약처의 승인을 모두 받아야 하므로 각각 별도로 진행해야 하겠지만, 다기관 임상시험인 경우, 일반적으로 시험조정자의 시험 기관 IRB에 먼저 계획서 심의받고, 이후 식약처 승인을 얻은 후 나머지 기관 IRB 심의를 받는 순서로 진행하기도 한다.

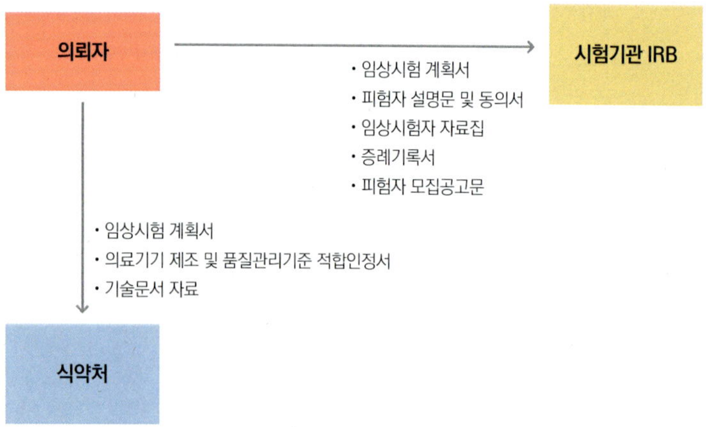

임상시험 개시 전 준비

연구자 또는 의뢰자는 임상시험을 진행하기 위해 여러가지 제반 시설과 장비, 물품, 인력 등을 확보해야 한다. 임상시험은 의뢰자가 임상시험 실시기관의 **기관장과 계약**을 한 후에 진행할 수 있고, 임상시험을 진행하는 인력은 해당 분야의 지식과 경력을 갖추어야 한다. 임상시험에 소요되는 비용을 미리 산출하여 **예산을 확보**해야 한다. 피험자의 임상시험 참여 비용, 손상에 대한 피험자 보상 비용, 임상시험 참여 인력의 인건비, 시스템 사용이나 분석에 필요한 전산처리 비용 등을 고려한다. 시험이 진행되는 동안 **의료기기를 관리할 관리자**도 지정해야 하고, 다기관 연구를 진행하려면 해당 분야의 연구진을 모아 함께 진행해야 한다. 또한 자료 수집과 입력을 위해 전자증례기록시스템도 어떤 **시스템**을 쓸 것인지 결정해야 한다. 임상시험 결과가 정확하고 신뢰성 있는 자료로부터 나온 것임을 객관적으로 인정받으려면 독립적인 **모니터링**을 진행하고, 독립적인 **자료관리팀과 분석팀을 확보**하는 것이 중요하다.

임상시험 결과를 저널에 투고할 계획이라면, 헬싱키선언 35조에 따라 첫 대상자 모집 전에 공개 접속이 가능한 데이터베이스에 임상시험을 등록해야 한다. 임상시험을 시작하기 전에 **clinicaltrials.gov** 또는 질병관리청의 **cris.nih.go.kr** 사이트를 이용하여 등록한다. 시험 시작 전에 미리 임상시험을 등록하지 않으면 ICMJE (International Committee of Medical Journal Editors, 국제 의학 저널 편집자 위원회) 웹사이트에 등재된 저널에는 게재될 수 없다.

clinicaltrials.gov 사이트

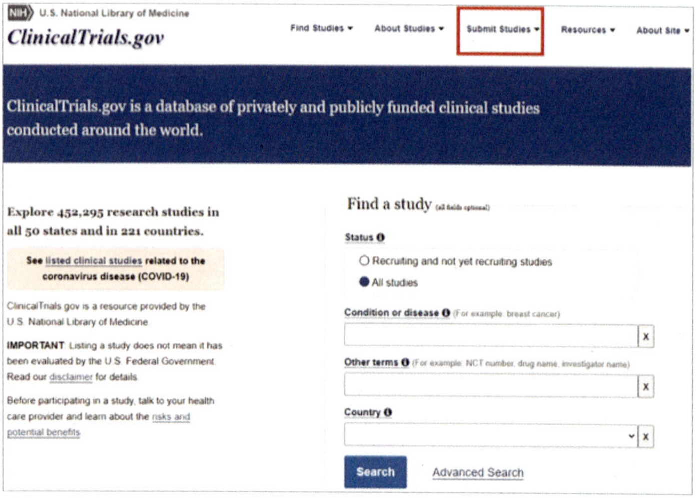

질병청 cris.nih.go.kr 사이트

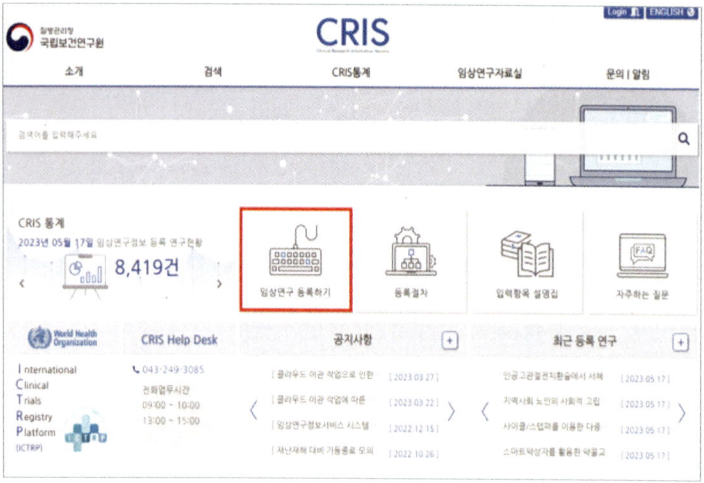

3. 의료기기 임상시험의 수행

임상시험 개시모임

식약처와 IRB로부터 임상시험 계획서에 대한 승인을 얻은 후, 개시모임을 계획한다. 개시모임은 시험자가 임상시험을 시작할 수 있는 모든 준비를 갖추었고, 피험자 스크리닝과 등록을 바로 시작할 수 있다는 의미를 지닌다. 개시모임 때 전체 시험 인력이 함께 임상시험의 제반 절차를 검토하였음을 확인하기 위해 계획서의 주요 사항과 자료 수집 양식, 모니터링 계획 등 자료의 정확성과 피험자 안전성 확인에 대해 논의하고, 참석 기록을 작성한다. 또한 개시모임 직전에, 의뢰자와 연구자가 소속된 시험 기관 간에 연구 관련한 계약을 문서로 진행하고, 해당 의료기기를 시험 기관의 의료기기 관리자에게 전달하게 한다.

피험자 등록 및 관리

개시모임 이후에 피험자에게 서면 동의를 받고 스크리닝 및 등록을 진행할 수 있다. 피험자 동의는 시험 대상으로 적합하다고 판단되는 피험자에게 시험 목적과 방법, 참여 기간 등 시험 관련 정보를 피험자가 이해할 수 있는 언어로 충분한 설명을 하고, 자발적으로 동의를 결정할 수 있는 충분한 시간을 준 후에 자필로 서명을 하게 하여 서면 동의를 얻는다. 서면 동의 후 피험자에게 설명문과 동의서 사본을 제공해야 한다.

[의료기기 임상시험 관리기준]에 따라 설명문과 동의서에 포함되어야 하는 사항은 다음 20항목이다.

1. 임상시험은 연구 목적으로 수행된다는 사실
2. 임상시험의 목적
3. 임상시험용 의료기기에 관한 정보 및 시험군 또는 대조군에 무작위 배정될 확률
4. 침습적 시술을 포함하여 임상시험에서 피험자가 받게 될 각종 검사나 절차
5. 피험자가 준수하여야 할 사항
6. 검증되지 않은 임상시험이라는 사실
7. 피험자(임부를 대상으로 하는 경우에는 태아를 포함하며, 수유부를 대상으로 하는 경우에는 영유아를 포함한다)에게 미칠 것으로 예상되는 위험이나 불편
8. 기대되는 이익이 있거나 피험자에게 기대되는 이익이 없을 경우에는 그 사실
9. 피험자가 선택할 수 있는 다른 치료 방법이나 종류 및 그 치료 방법의 잠재적 위험과 이익
10. 임상시험과 관련한 손상이 발생하였을 경우 피험자에게 주어질 보상이나 치료 방법
11. 피험자가 임상시험에 참여함으로써 받게 될 금전적 보상이 있는 경우 예상 금액 및 이 금액이 임상시험 참여의 정도나 기간에 따라 조정될 것이라고 하는 것
12. 임상시험에 참여함으로써 피험자에게 예상되는 비용

13. 피험자의 임상시험 참여 여부 결정은 자발적이어야 하며, 피험자가 원래 받을 수 있는 이익에 대한 손실 없이 임상시험의 참여를 거부하거나 임상시험 도중 언제라도 참여를 포기할 수 있다는 사실
14. 모니터 요원, 점검을 실시하는 자, 심사위원회 및 식품의약품안전처장이 관계 법령에 따라 임상시험의 실시 절차와 자료의 품질을 검증하기 위하여 피험자의 신상에 관한 비밀이 보호되는 범위에서 피험자의 의무기록을 열람할 수 있다는 사실과 피험자 또는 피험자의 대리인의 동의서 서명이 이러한 자료의 열람을 허용하게 된다는 사실
15. 피험자의 신상을 파악할 수 있는 기록은 비밀로 보호될 것이며, 임상시험의 결과가 출판될 경우 피험자의 신상은 비밀로 보호될 것이라는 사실
16. 피험자의 임상시험 계속 참여 여부에 영향을 줄 수 있는 새로운 정보를 취득하면 적시에 피험자 또는 피험자의 대리인에게 알릴 것이라는 사실
17. 임상시험과 피험자의 권익에 관하여 추가적인 정보를 얻고자 하거나 임상시험과 관련이 있는 손상이 발생한 경우에 연락해야 하는 사람
18. 임상시험 도중 피험자의 임상시험 참여가 중지되는 경우 및 그 사유
19. 피험자의 임상시험 예상 참여 기간
20. 임상시험에 참여하는 대략의 피험자 수

임상시험 진행 중 보고

시험책임자는 임상시험 **진행 상황**을 적어도 1년에 1회 식약처에, 연 1회 이상 IRB에 보고해야 하고, 계획서대로 절차를 지키지 못한 **미준수** 사례가 있는 경우에도 IRB에 보고해야 한다.

또한 피험자의 안전성 측면에서 **이상 반응**(Adverse Event)을 수집해야 하는데, 이상 반응은 꼭 의료기기로 인해 발생한 것이 아니어도 포함된다. 예를 들어 시험 기간 중 교통사고로 다리가 골절되었어도 이는 이상 반응에 해당하고, 이 교통사고와 다리 골절 정보는 안전성 자료로 수집되어야 한다. 여러 임상시험을 통해 이상 반응을 장기간 수집하고 자료를 축적하다 보면 처음에 인과성이 없다고 판단되던 것도 달라질 수 있다. 이런 이유로 이상 반응은 의료기기와의 인과성(Relationship) 여부와 상관없이 수집해야 하고, 중대성(Seriousness) 여부, 중증도(Severity)를 함께 수집한다. 그중 중대하고 예상하지 못한 의료기기 이상 반응은 식약처와 IRB에 각각 정해진 기한 내에 보고해야 하고, 중대한 이상 반응은 해당 IRB의 지침에 따라 보고한다.

Tip

이상 반응 관련 용어와 개념을 확인해 보자.

- 이상 반응(Adverse Event) : 임상시험 중 피험자에서 발생한, 바람직하지 않고 의도되지 않은 증후(sign, 예; 실험실적 검사치의 이상), 증상(symptom), 질병을 말하며, 해당 의료기기와 반드시 인과 관계를 가져야 하는 것은 아니다.
- 의료기기 이상 반응(Adverse Device Effect) : 의료기기로 인하여 발생한, 모든 유해하고 의도되지 않은 반응인데, 의료기기와의 인과 관계를 배제할 수 없는 경우를 말한다.
- 예상하지 못한 의료기기 이상 반응(Unexpected Adverse Device Effect) : 이용 가능한 의료기기 관련 정보에 비추어 이상의료기기반응의 양상이나 위해의 정도에서 차이가 나는 것을 말한다.
- 중대한 이상 반응(Serious Adverse Event) : 다음 4가지 경우이다.

  1. 사망하거나 또는 생명에 대한 위험이 발생한 경우
  2. 입원할 필요가 있거나 입원 기간을 연장할 필요가 있는 경우
  3. 영구적이거나 중대한 장애 및 기능 저하를 가져온 경우
  4. 태아에게 기형 또는 이상이 발생한 경우

이상 반응 자료를 수집하고 IRB에 보고할 때 중대한(Serious) 이상 반응과 심한(Severe) 이상 반응을 혼동하지 말자!

- 이상 반응의 중증도는 일반적으로 심한 정도(Severe), 중등도(Moderate), 경한 정도(Mild)로 분류하는데, 이때 심한 정도(Severe)와 중대한(Serious)의 개념을 구분해야 한다. 심하다고 해서 중대한 것은 아니다. 예를 들어 두통이 심하더라도(Severe) 중대한 이상 반응 기준인 사망, 입원, 불구, 기형을 초래한 것이 아니면 중대한 이상반응이 아니지만, 가벼운 경증(Mild) 두통이어도 뇌출혈이 있다면 입원이 필요하게 되어 중대한 이상반응으로 분류된다.

자료 수집 및 입력

가장 처음 수집한 자료를 근거자료라고 하고, 그 근거자료가 담긴 곳이 근거 문서이다. 예를 들어 자동혈압계로 측정한 혈압 결과가 혈압계에 저장되지 않고 바로 전자의무기록으로 전송된 경우, 전자의무기록이 근거 문서이고, 혈압값이 근거자료가 된다. 환자에게 설문지를 작성하게 한 경우, 설문지가 근거 문서이고, 설문지에 기재된 자료가 근거자료이다. 수집된 근거 문서와 근거자료는 원본 그대로 보관되어야 하고, 이후 자료 처리 과정에서도 투명하게 추적될 수 있어야(traceable) 한다.

Tip **임상시험 자료를 수집하고, 관련 문서를 작성할 때 자료의 무결성(Data Integrity)을 위해 다음 5가지 ALCOA (Attributable, Legible, Contemporaneous, Original, Accurate) 원칙을 지켜야 한다는 점을 기억하자!**

- Attributable(~에서 기인하는): 누가 언제 그 자료를 생성했는지 명확히 확인할 수 있게 해야 한다. 의무기록이나 Worksheet 같은 근거 문서에는 자료 생성자 이름, 날짜와 서명을 기록하여 누가 언제 그 자료를 생성했는지 남겨야 한다.
- Legible(읽을 수 있는): 작성된 기록을 읽을 수 있게 해야 한다. 수정하고 삭제한 자료까지도 읽을 수 있게 해야 해서

수정액은 사용하지 않아야 하고, 자료 수정 시, 삭제한 이전 자료가 보이도록 한 줄로 긋고 수정자 이름과 수정 사유, 수정자 서명과 날짜를 남겨야 한다. 임상시험에 사용되는 전자적 시스템은 누가 언제 어떤 자료를 어떤 사유로 수정했는지 확인할 수 있는 audit trail 기능을 갖추어야 한다.

- Contemporaneous(동시적인) : 자료의 생성과 동시에 실시간으로 기록해야 한다. 피험자와 인터뷰를 통해 얻은 정보나 설문지에 작성한 정보는 시간이 지나 그 시점의 그 상태를 잊어버리기 전에 바로 기록으로 남겨야 한다.
- Original(원본의) : 가장 먼저 작성한 원본 문서는 보존해야 한다. 원본을 전자적으로 복사하여 공식적인 사본을 작성하는 경우, 원본 문서에서 담은 내용과 의미가 정확하고 완전하게 유지되도록 해야 한다.
- Accurate(정확한): 생성된 모든 자료가 오류 없이 진실성 있고, 관찰 결과를 반영해야 한다.

ICH(국제의약품 조화회의) GCP R2에서 ALCOA 원칙에 추가된 Complete 원칙도 확인하자.

- Complete(완결성 있는) : 자료를 임의로 삭제하거나 누락시키지 않고, 완결성 있게 제시해야 한다는 원칙이다. 실패한 정보나 재검 결과도 누락시키지 않아야 하고, 모호하거나 일치하지 않는 정보는 설명을 보완해야 한다 [E6(R2) Good Clinical Practice: Integrated Addendum to ICH E6(R1) Guidance for Industry : 4.9 Records and Reports. 2016.11].

모니터링

모니터링이란 임상시험의 진행 과정을 감독하고 해당 임상시험이 시험계획서, 표준작업지침서, 임상시험관리기준 및 관련 규정에 따라 실시, 기록되는지를 검토하고, 확인하는 활동을 말한다. 모니터링의 목적은 첫째, 피험자의 권리와 복지 보호, 둘째, 보고된 임상시험 관련 자료와 근거 문서의 대조를 통한 자료의 정확성, 완전성 및 검증가능성 확인, 셋째, 임상시험이 식약처와 IRB의 승인을 받은 시험계획서, 임상시험 관리기준 및 관련 규정에 따라 수행되는지 여부를 확인하는 데에 있다.

모니터링은 임상시험 실시 전과 개시, 시험이 진행되는 동안, 종료 시에 시행한다. 임상시험 실시 전 모니터링은 시험책임자의 자격 및 시험 기관이 표준작업지침서를 갖추고, 장비, 시설, 인력을 확보하고 있는지 확인하기 위함이고, 개시 모니터링은 시험책임자와 시험담당자와 함께 임상시험 관련 제반 절차를 검토하기 위함이며, 시험 진행 중 모니터링은 임상시험이 피험자 안전과 복지, 자료의 정확성과 신뢰성에 문제 되지 않게 진행되고 있는지 확인하기 위함이며, 종료 모니터링은 임상시험의 종료를 위해 필요한 모든 업무가 수행되었고, 기본문서가 적절한 장소에 보존되었는지를 확인하기 위함이다.

임상시험의 목적이나 복잡성, 피험자 수나 결과변수를 고려하여 모니터링의 범위와 유형을 정하고, 모니터링 계획을 세우게 되나, 일반적으로 개시모임 이후 첫 피험자가 등록된 후 빠르게 모니터링을 진행하여 시험 진행의 문제점을 조기에 파악하여 해결해야 한다.

모니터링 실시 후에 모니터링 결과보고서를 작성하여 의미 있는 발견이나 사건에 대해 재발되지 않도록 조치하고, 관련하여 의뢰자에게 보고한다.

예를 들어, 연구자가 무작위배정을 진행할 때 피험자 선정기준을 명확히 확인하지 않고 배정을 하여, 선정기준 위반인 피험자가 여러 명 등록되었고, 이를 모니터링을 통해 발견했다고 하자. 모니터는 이 이슈가 발생하게 된 근본적인 원인이 무엇인지 파악하려 해야 하고 어떤 조치를 해야 이 문제가 다시 발생하지 않을지 관련자들과 논의하고 문서화해야 한다. 선정기준에 적합하지 않은 피험자를 1명 배정한 경우는 고의성 없는 실수라고 생각할 수 있어도, 부적합한 피험자 여러 명을 배정한 경우는 연구자가 무작위배정이나 임상시험 절차를 충분히 인식하지 못한 채 시험을 진행한다고 고려될 수 있다. 모니터는 연구자와 논의하고 어떤 상황에서 이 문제가 발생했는지 충분히 확인하여 재발 방지 대책을 모색해야 한다.

임상시험 자료 측면에서는 근거 문서인 EMR(전자의무기록)이나 워크시트, 설문지에 수집된 근거자료를 전자증례기록서인 eCRF에 정확하게 입력했는지 확인하는 작업이 모니터링 업무 중 하나인데, 이를 근거 자료 확인(Source data verification) 또는 근거 문서 확인(Source document verification) 작업이라 한다.

Tip

모니터링은 임상시험 품질관리의 일환!

생활의 달인 방송에서 컨베이어벨트에서 빠르게 돌아가는 완제품들 속에서 달인이 불량품을 정확하게 집어내는 장면을 본 적이 있을 것이다. 이때 달인이 한 일이 품질관리인데, 컨베이어벨트의 완제품에 대해 늘 일상적으로, 제품생산자와는 독립적으로 불량품을 모니터링한 것이다. 품질관리에는 품질을 [일상적으로], 그리고 [독립적으로] 확인한다는 개념이 있다.

시험 진행이나 자료 수집을 진행하지 않은 독립적인 인력인 모니터가, 시험자가 관련 규정을 지키고 피험자 보호를 하면서 정확하게 자료를 수집하고 있는지 일상적으로 확인하는 과정이 모니터링이다.

자료관리

임상시험의 목적은 임상시험 과정에서 정확한 자료와 결과를 얻고 시험 가설을 입증하기 위함인데, 수집된 시험 자료에 근거해서 전체 모집단의 특성을 결론 내리게 된다. 시험 결과상 가설이 입증되었더라도, 그 결과를 객관적으로 인정받으려면, 자료 수집, 자료관리 과정과 통계 분석 과정이 투명하고 정확해야 한다. 이를 위해 자료관리와 통계 분석은 일반적으로 시험자와는 독립적인 팀에 맡겨서 진행하는 것이 바람직하다.

전자증례기록시스템(electronic Case Report Form, 이하 eCRF)을 이용하여 자료를 수집하고 관리하게 된다. 상용화된 시스템도 있지만, 비영리기관이나 아카데믹 조직에서 무료로 사용할 수 있는 REDCap 이나 질병청에서 만든 iCReaT 시스템도 있다.

임상시험 자료 수집을 위한 eCRF를 설계하고 사용자 테스트(User Acceptance Test)를 진행할 때 방문 일정과 시험 진행에 적합하게 설계되었는지, 입력 화면과 입력값 오류 방지 설정이 임상 상황에 적절한지 등을 포함하여 검토하고, 통계 분석에 필요한 모든 항목이 포함되어 있는지 확인해야 한다. 통계 분석에 필요한 항목을 수집해야 하고, 불필요한 자료항목은 수집하는 항목에서 제외해야 자료관리에 소요되는 시간과 노력을 덜 수 있다.

시험담당자가 의무기록과 워크시트에 수집한 근거자료를 증례기록서 작성 지침에 따라 eCRF에 입력한 후 모니터에 의한 근거 자료 확인(source data verification) 과정이 진행되면, 자료관리팀에서 자료 검증(data validation)을 진행한다. 자료 검증은 동의일이나 방문일 등 필수입력값인데 누락이 있거나, 검사값이 비정상 범위보다도 벗어나는 Outlier 이거나, 변수들 사이에 불일치하거나 일관성없는 내용에 대해 오류를 확인하고 자료를 수정하는 과정이다. 여러 차례의 자료 검증 과정을 거치고 자료의 오류가 없다고 판단될 때 데이터베이스 락킹(Database Locking)을 진행하고 분석팀에 데이터셋을 전달하여 분석 및 결과 보고서를 작성한다. 데이터베이스 락킹은 분석을 진행하다가 임의로 자료를 수정하지 못하도록 입력 화면에서 입력/수정/삭제 권한을 없애고 비활성화시키는 절차이다.

Tip

자료 검증(Data Validation)과 자료확인(Data Verification) 기능은 다르다.

자료관리팀에 의한 자료 검증(Data Validation)이 eCRF 입력값에 대한 부정확하고 비논리적인 값을 없애는 자료 클리닝 과정이라면, 모니터에 의한 자료확인(Data Verification)은 eCRF 입력값에 별문제 없더라도, 실제 바로 그 피험자의 결괏값인지 EMR의 근거 기록과 비교하는 작업이다.

예를 들어 eCRF에 신장과 체중이 각각 60kg과 170cm로 바뀌어 입력된 경우, 자료관리팀은 신장이 체중보다 커야 한다는 자료검증계획에 따라 eCRF의 입력값이 맞는지 Query를 발행하여, 시험자가 자료를 다시 확인한 후 필요한 수정을 진행하게 한다. 반면, 모니터의 자료확인 작업은 신장과 체중이 170cm와 60kg으로 입력되어 오류가 없어 보이더라도 eCRF에 입력된 값이 실제 값인지, 즉 EMR에서 다른 피험자의 값 또는 다른 방문의 값을 옮겨 적은 것은 아닌지 확인하는 작업이다.

4. 의료기기 임상시험의 종료

통계 분석 및 보고서 작성, 종료 보고

통계 분석 절차는 통계분석계획서(Statistical Analysis Plan, SAP) 작성, 분석군 확인, 분석할 변수 정의 및 분석 데이터셋 작성 후 통계 분석을 진행하고, 통계 분석 결과 보고서를 작성하며 이를 기반으로 임상적 의미를 추가하여 임상결과보고서(Clinical Study Report, CSR)를 작성하는 과정으로 이루어진다.

분석을 진행하다가 미리 계획되지 않은 분석을 진행하게 되는 것을 방지하기 위해서 통계분석계획서(Statistical Analysis Plan, SAP)를 미리 작성하고 관련자들의 승인을 받는데, SAP는 계획서를 기반으로 작성하므로 계획서 승인 후 바로 작성할 수 있다. 늦더라도 최소한 eCRF에 대한 데이터베이스 락킹 전에는 승인되어야 한다.

통계 분석과 결과 보고서 작성 과정에서 해당 분야 전문가인 통계학자의 자문을 구하거나, 또는 식약처에서 발간한 [의료기기 임상시험 결과 보고서 작성 가이드라인]을 참조하여 임상시험 결과 보고서를 작성한다. 결과 보고서와 함께 IRB에 결과 보고를 진행하고, 임상시험 종료 후 20일 이내에 식약처에도 종료 보고를 해야 한다.

[의료기기 허가·신고·심사 등에 관한 규정] 제29조에 따르면 임상시험에 관한 자료는 다음 사항을 포함하여야 한다. 임상시험 결과 보고서에 모두 포함되도록 하는 것이 바람직하다.

1. 임상시험 방법

1) 피험자의 선정기준, 제외기준 및 목표한 피험자의 수

원칙적으로 하나의 적응증마다 해당 의료기기의 특성과 임상시험방법 등을 종합적으로 고려하여, 통계적으로 타당하게 임상시험 예수가 결정되었음을 입증하는 자료. 다만, 적응 질환의 발생 증례 자체가 적어 임상시험 예수의 확보가 현실적으로 곤란한 경우에는 이를 입증할 수 있는 자료를 추가로 첨부하여야 한다.

2) 조작 방법 또는 사용 방법과 그 설정 사유

3) 비교시험용 의료기기를 사용하는 경우 그 선택 사유

4) 병용사용의 유무

5) 관찰항목, 측정항목, 임상검사항목, 측정기준 및 검사방법

6) 유효성 평가 기준, 평가 방법 및 해석방법

7) 부작용을 포함한 안전성의 평가 기준 및 시험방법

2. 임상 결과

1) 임상시험의 성적(임상례에 대한 계획된 수, 실제 대상수, 완료된 수, 중도 탈락자 수 및 이유 등을 포함하며, 이 경우 피험자별 부작용 등에 대한 사항이 포함되어야 한다)

2) 증례기록 요약

3) 기타 임상시험성적의 확인에 필요한 자료

3. 임상 평가

해당 적응증에 대한 의료기기의 유효율이 의학적 · 한의학적 원리에 기준으로 하여 임상적 유의성이 있음을 입증하는 자료로 그 타당성이 판단되는 경우 이를 인정할 수 있다.

임상시험 결과에 대한 출판을 고려할 때 CONSORT (Consolidated Standards of Reporting Trials) 가이드라인에 따라 보고한다. http://www.consort-statement.org/ 에서 CONSORT Flow Diagram이나 Checklist를 이용하는 것이 도움이 된다.

한·줄·정·리

의료기기 임상시험은 정확하고 신뢰할 수 있는 자료와 결과를 얻고, 피험자를 보호해야 한다는 중요한 목적을 고려하며 진행해야 한다.

다음 장에서는 의료기기 허가 이후, 새로운 시장을 확장하기 위해 고려해볼 수 있는 복지 용구 등록과 고령 친화 우수제품 지정을 소개하겠다.

03

복지 용구 등록과 고령 친화 우수제품 지정

1. 복지 용구 등록

헬스케어 제품이 의료용이면 의료기기로 분류되고, 의료용이 아니면서 위해가 적은 경우 공산품으로 분류된다. 전동침대를 예로 들어보자. 의료용 전동침대는 의료기기법에 따라 식약처 인허가 과정을 거쳐야 시장에 나올 수 있으나, 가정에서 편의를 위해 사용할 전동침대라면 공산품으로 취급될 수도 있다. 다만 시장에서 치료나 예방 측면에서 성능이 있다는 과대광고 없이 판매해야 한다.

헬스케어 제품을 개발하여 시장에 출시했다면 아래 복지 용구 품목에 해당하는지 확인하고, 복지 용구에 등록하여 제품 사용자의 저변을 넓혀 보길 권한다. 국민건강보험공단 홈페이지의 복지 용구와 노인장기요양보험 급여 관련 내용을 간략히 정리하였다.

복지 용구란?

복지 용구란 노인장기요양보험 급여로 제공되는 물품으로, 장기 요양 급여 대상자의 일상생활· 신체활동 지원 및 인지기능의 유지, 기능 향상에 필요한 용구이다. 아래 18개 품목에 해당하고, 급여 방식에 따라 구입 품목과 대여 품목, 구매 또는 대여 품목으로 나뉜다. 품목은 18종이나, 품목에 포함되는 각 제품은 수십 가지일 수 있다. 예를 들어 전동침대 품목에서 복지 용구에 등록된 제품으로 98개가 검색되고, 이동 변기 품목은 16개 제품이 검색된다. 각 품목은 노인장기요양보험법에 따라 보건복지부장관이 정하고 고시한다.

복지 용구 종류는 아래와 같다.

- 구입 품목(10종): 이동 변기, 목욕 의자, 성인용 보행기, 안전 손잡이, 미끄럼방지 용품(매트,양말,액), 간이변기, 지팡이, 욕창 예방 방석(공기패드형,비 공기패드형), 자세 변환 용구, 요실금 팬티
- 대여 품목(6종): 수동휠체어, 전동침대, 수동침대, 이동 욕조, 목욕 리프트, 배회감지기(GPS형, 매트형)
- 구입 또는 대여 품목(2종): 욕창 예방 매트리스, 경사로(실내용,실외용)

Tip

복지 용구 시장 규모를 가늠해보자.

2023년 2월 한 달간 복지 용구 품목별 이용 현황을 보면 약 25만 명이 57만 건을 사용하며, 250억 이상을 공단과 본인 부담으로 지급하였다. 이를 토대로 보수적으로 산정하더라도 월 250억, 연 3천억 규모의 산업이라고 할 수 있겠다.

노인장기요양보험

복지 용구가 노인장기요양보험 급여 중 하나이므로, 노인장기요양보험에 대해 간략히 알아보겠다.

노인장기요양보험은 노인장기요양보험법을 근거로 한다. 이 제도는 65세 이상 노인이거나 치매 등 노인성 질병의 사유로 일상생활을 혼자서 수행하기 어려운 노인에게 요양시설이나 재가기관을 통해 신체활동이나 가사 지원 등 서비스를 제공하고 삶의 질 향상을 위해 마련된 것이다.

건강보험 가입자라면 노인장기요양보험 가입도 의무여서, 두 보험의 가입자가 같다. 그래서 운영 편의상 국민건강보험공단에서 노인장기요양보험 제도를 운영하고 있다.

장기 요양 급여 수급은 요양보험 가입자가 대상자이지만, 급여를 받기 위해서는 장기 요양 인정과 수급 여부를 평가받아야 한다. 수급 대상은 장기 요양이 필요한 65세 이상 노인이거나 치매 등 노인성 질병을 가진 65세 미만인 자로 장기 요양 심사위원회가 요양 인정과 급여를 심사하여 결정한다.

장기 요양 급여는 시설 급여와 재가 급여로 나뉘는데, 시설 급여는 노인요양시설에서 제공하고, 재가 급여는 방문요양, 방문목욕, 방문간호, 주·야간 보호, 단기 보호, 복지 용구 등이 제공된다.

복지 용구는 시설 급여에서 이용할 수 없고, 재가 급여로만 제공되는 물품이다. 장기 요양 급여의 재원은 가입자가 납부하는 장기요양보험료와 국가 지방자치단체 부담금, 장기요양급여 이용자가 부담하는 본인 부담금으로 이루어진다.

복지 용구 등록

국민건강보험공단 홈페이지에 매년 2회 복지 용구 신규 품목과 제품에 대한 급여 결정 신청 공고문과 서류작성 방법을 공지한다.

1) 품목 급여 신청 : 기존 복지 용구 18개 품목 외에 신규 급여를 신청하려는 경우, 신규 품목 관련 자료를 USB에 담아서 제출하고, 서류 심사 이후 견본품 제출이 가능해야 한다. 신규 품목 중 응용소프트웨어를 주로 사용하거나, 의지보조기 같은 신체 결손 보완 등을 위한 개인맞춤형 품목은 신청이 제한된다. 다음 품목 급여 신청 시 필요한 서류 목록을 보고 대략 어떤 서류를 준비해야 하는지 가늠해보자.

〈복지용구 품목 급여 신청 시 필요한 서류〉

1. 복지용구 급여결정신청서
2. 복지용구 신규 급여결정 신청(품목) 확인서
3. 복지용구 품목 비교표
4. 신규 급여결정 신청(품목) 요약서

5. 근거자료
   1) 사용목적 및 주요기능 관련 자료
   2) 안전 시험 관련 자료
   3) 사용편익 관련 자료
   4) 기타 검증 자료
6. 견본품 관련 자료
   1) 제품사진
   2) 소개영상

2) 제품 급여 신청을 하려는 경우 신청 제품에 대한 시험 규격에서 요구하는 모든 항목을 충족해야 하고, 신청일을 기준으로 최근 1년간 200개 또는 5,000만 원 이상 국내에서 소매로 유통한 실적이 있어야 한다. 또는 고령친화 우수제품으로 지정받은 경우, 유통실적 제출은 면제되고, 대신 최근 1년간 200개 또는 5,000만 원 이상의 제조 또는 수입실적을 제출하면 된다.

3) 품목 급여는 서류 심사와 품목 심사를 거친 후에, 제품 급여는 서류 심사, 가격 서류 심사, 제품심사 및 가격협의를 한 후 복지 용구 급여 평가위원회 심의를 진행하고 신청 결과는 120일 이내에 통보한다. 이후 장기요양위원회 최종 심의를 거쳐 보건복지부 장관 고시를 하면 복지용구사업소를 통해 이용할 수 있게 된다.

4) 복지 용구를 등록하는 자세한 방법은 국민건강보험공단 홈페이지의 복지 용구 공지 사항의 공고문과 서류작성 방법을 활용하자.

2. 고령 친화 우수제품 지정

고령 친화 우수제품

고령 친화 우수제품이란 고령 친화 우수제품 지정기준에 의해 고령자가 사용하는 제품에 대한 품질기준과 안전성, 조작 및 기능성, 편의성 등을 평가하여 우수성을 인정받은 제품이다. 앞에서 복지용구가 노인장기요양보험법에 따른 급여 품목이듯이, 고령 친화 우수제품도 고령친화산업진흥법에 따라 지정 대상 품목이 정해져 있다. 23년 3월 현재 복지부에서 고시한 우수제품 지정 대상 품목은 아래 그림과 같다. 수동휠체어, 욕창 예방 방석, 보행차, 목욕의자, 안전 손잡이 등 총 36개 품목이다.

〈고령 친화 우수제품 지정 품목〉

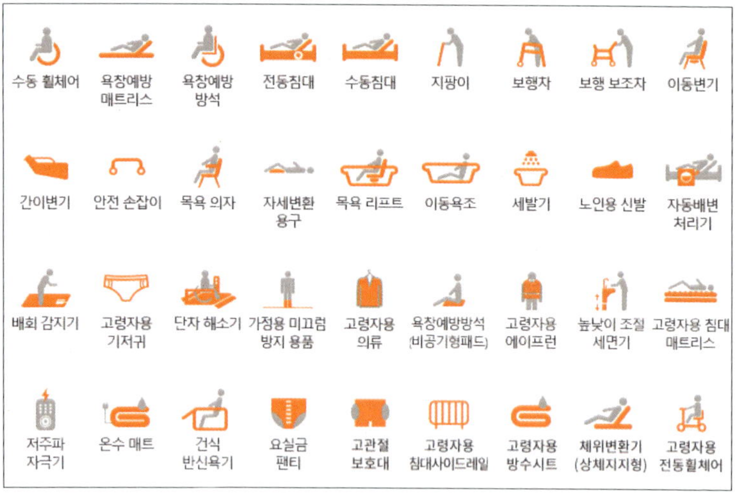

수동 휠체어
욕창예방 매트리스
욕창예방 방석
전동침대
수동침대
지팡이
보행차
보행 보조차
이동변기
간이변기
안전 손잡이
목욕 의자
자세변환 용구
목욕 리프트
이동욕조
세발기
노인용 신발
자동배변 처리기
배회 감지기
고령자용 기저귀
단차 해소기
가정용 미끄럼 방지 용품
고령자용 의류
욕창예방방석 (비공기형패드)
고령자용 에이프런
높낮이 조절 세면기
고령자용 침대 매트리스
저주파 자극기
온수 매트
건식 반신욕기
요실금 팬티
고관절 보호대
고령자용 침대사이드레일
고령자용 방수시트
체위변환기 (상체지지형)
고령자용 전동휠체어

〈출처: 고령친화산업지원센터 / 고령친화우수제품 검색 사이트 https://www.khidi.or.kr/gfi/excProd/list?menuId=MENU00302&GOODSITEMSEQS=〉

고령 친화 우수제품으로 지정받았을 때의 혜택은 다음과 같다.

- 고령 친화 우수제품 지정 표시를 할 수 있다.
- 복지 용구 급여 제품으로 신청할 때 사용성 평가를 반영한 고령 친화 우수제품은 품목 심사를 면제받고, 국내 유통실적을 제조실적으로 대체할 수 있다.
- 국가와 지방자치단체, 공공기관의 우선 구매 대상이 된다.
- 보건복지부 치매 정책사업과 관련하여 치매 환자에게 제공되는 조호물품 중 고령 친화 우수제품인 경우 우선 구매를 권고할 수 있다.

※ 조호물품 : 치매 환자 및 가족의 경제적 부담 경감을 목적으로 치매를 진단받은 환자 중 보건소장이 치매 관리를 위해 필요하다고 인정하는 자에게 치매 환자 상태, 돌봄 상황에 따라 지급하는 물품

Tip

복지 용구 중 고령 친화 우수제품 지정 품목을 빨간색으로 표시하였다. 복지 용구도 등록하고, 우수제품으로도 지정받을 수 있는 품목이므로 눈여겨보자! 지팡이와 경사로를 제외한 대부분이 대상 품목이다.

- 구입 품목(10종): 이동 변기, 목욕의자, 성인용 보행기, 안전 손잡이, 미끄럼방지 용품(매트,양말,액), 간이변기, 지팡이, 욕창 예방 방석(공기패드형,비 공기패드형), 자세 변환 용구, 요실금 팬티
- 대여 품목(6종): 수동휠체어, 전동침대, 수동침대, 이동 욕조, 목욕 리프트, 배회감지기(GPS형, 매트형)
- 구입 또는 대여 품목(2종): 욕창 예방 매트리스, 경사로 (실내용, 실외용)

고령 친화 우수제품 지정기준과 절차

고령 친화 우수제품은 한국보건산업진흥원 고령 친화 산업지원센터 홈페이지 www.khidi.or.kr/esenior 에서 그 현황과 지정 절차, 품질기준, 심사내용 등을 자세히 확인할 수 있다.

1) 고령 친화 우수제품 지정기준은 2가지인데, 하나는 한국산업표준, 단체표준 등 공인 규격 인증을 획득하여 품질기준을 입증해야 하고, 다른 하나는 고령자가 사용하기에 적합한지 확인하기 위해 고령자를 참여시킨 사용성 평가를 완료하여야 한다. 추가로 의료기기에 해당하는 수동휠체어, 욕창 예방 방석, 욕창 예방 매트리스, 수동침대, 전동침대 및 고령자를 위한 전동휠체어 등은 의료기기 신고 또는 허가를 완료해야 한다.

2) 고령 친화 우수제품 지정 절차는 고령 친화 산업지원센터 홈페이지에 온라인으로 신청서류를 제출하면, 전문가 10인 이내로 구성된 심사위원회에서 서류 심사를 진행하고, 서류 심사에서 적합한 경우 사용성 평가 기관을 배정받고 [사용성 평가]를 진행하게 한다. 심사위원회에서 제품설명과 견본품을 심사하고 사용성 평가 결과와 함께 종합적으로 평가하여 우수제품 지정을 결정한다. 신청 접수부터 우수제품으로 지정되기까지 약 3~4개월 정도 소요된다.

[온라인 신청 시 필요한 서류]

1. 지정신청서
2. 제품소개
3. 사업자등록증
4. 인증서(의료기기 허가(신고)증, 단체표준표시인증서·자율안전확인신고서·전파적합(KC)인증서)
5. 시험성적서
6. 제품 사용설명서
7. 제품 사진
8. 제조물배상책임 보험증서
9. 수입신고필증(수입품에 한함)
10. AS 계약서(수입품에 한함)
11. 사용성 평가성적서(우수제품 신청 전에 사용성 평가를 진행한 경우)
12. 우수성 입증 설명자료

Tip 신청할 때 필요한 서류와 결정된 후 혜택을 고려하면

①의료기기 인허가

②고령 친화 우수제품 지정

③복지 용구 등록의 순서로 진행해야 한다.

고령 친화 제품 사용성 평가

사용성 평가는 기업에서 별도로 진행할 수도 있고, 고령 친화 우수제품 지정 과정에서 안내에 따라 사용성 평가지원센터를 배정받고 진행할 수도 있다.

고령 친화 제품은 노인의 신체기능과 정신적 측면의 어려움을 고려하여 개발한 제품이다. 사용성 평가는 실제 개발된 의도대로, 고령자가 사용함에 있어 안전하고 사용 목적에 맞게 어려움 없이 사용할 수 있는지 평가하는 것이다. [고령 친화 제품 사용성 평가에 관한 공통기준 실무안내서]의 평가 기준과 구성요건을 따라 진행하는데, 15명 이상의 신체 건강하고 인지능력에 문제없는 고령자 및 수발자(요양보호사 등)가 평가에 참여해야 하고, 품목별로 정해진 평가환경에서 정해진 평가 시나리오와 [안전성, 조작 및 기능성, 편의성] 평가지표를 평가하여 결과를 도출하게 된다.

고령 친화 제품의 품목별 상세한 사용성 평가 기준은 한국보건산업진흥원 고령 친화 산업지원센터 홈페이지의 정보를 참조한다.

Tip 성인용 보행기의 사용성 평가 기준을 살펴보면서 사용성 평가를 이해해보자.

▸ 제품 평가 환경

- 5M 정도의 보행기 이동이 가능한 실내 공간
- 1M 길이의 오르막과 내리막이 있는 경사로

평지 이동로	경사로
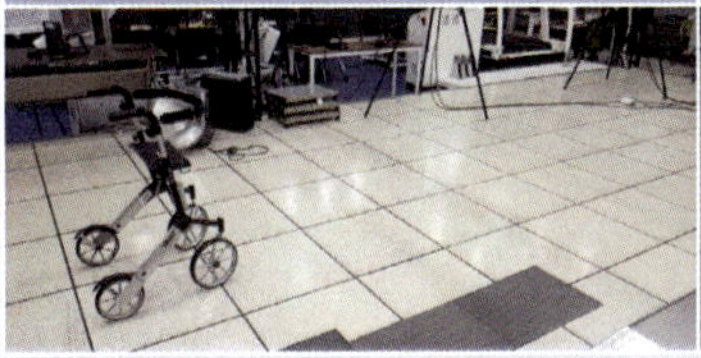	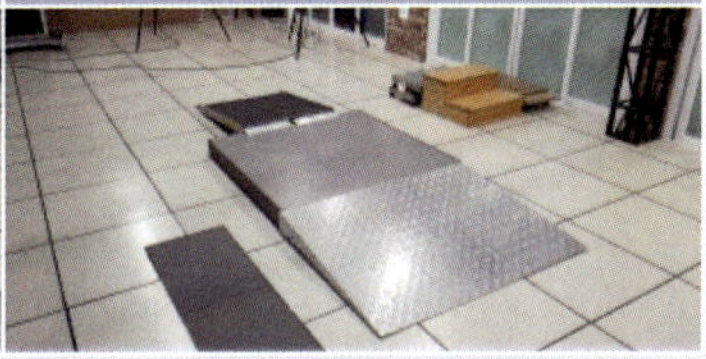

▸ 제품 평가 시나리오

Task 순서	사진	사용순서	Task 성공 여부(O,X)
1	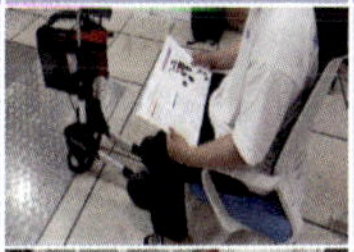	제품설명서를 읽고 설치 방법 및 사용 방법을 확인한다.	
2	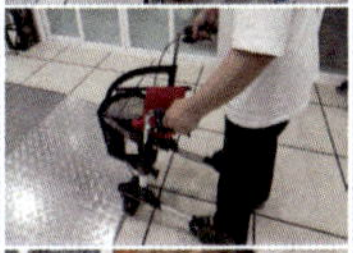	프레임과 의자를 편다.	
3	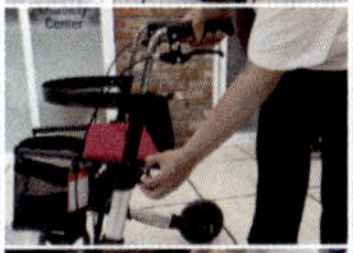	사용자의 체형에 맞게 손잡이 높이를 조절한다.	
4	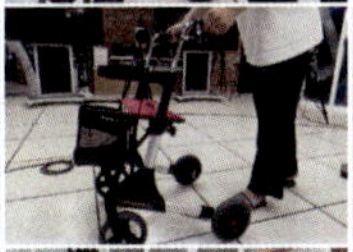	5m 평지구간을 보행자를 통해 보행한 후 방향을 틀어 원래 자리로 돌아온다.	
5	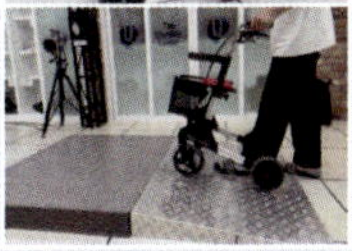	오르막 주행을 실시하고, 브레이크를 작동해본다.	

6	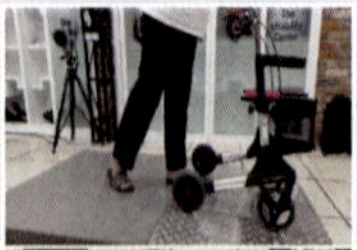	내리막 주행을 실시하고, 브레이크를 작동해본다.	
7	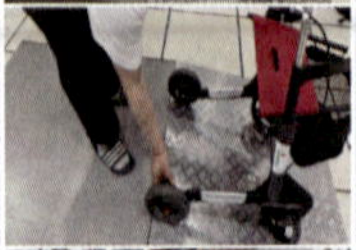	경사면에서 속도조절핸들을 작동해본다.	
8	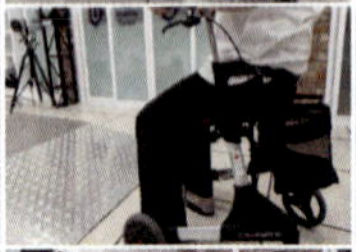	평지로 이동한 후 주차브레이크를 작동하고 의자에 앉는다.	
9	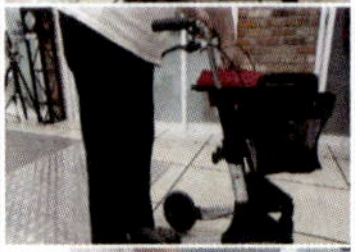	프레임과 의자를 접는다.	
10	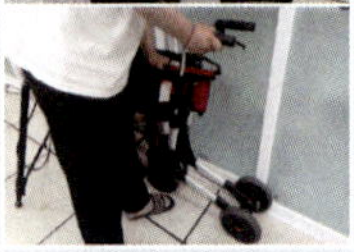	제품을 접은 상태에서 원하는 공간에 거치한다.	

· Task 성공 여부(O,X)를 확인한 후 제품 사용에 따른 사용자의 사용오류를 확인하고 그 내용을 참여자와 관찰자 의견으로 나누어 기록한다.

▸ **제품 평가지표**

(5점 척도: ⑤매우만족 ④만족 ③보통 ②불만족 ①매우 불만족)

영역	항목	세부항목19)	긍정 부정 ←→ ⑤ ①
안전성6)	제품 조작의 안전성	오르막 주행 시 보행기가 넘어질 위험 없이 안전한가?	⑤④③②①
		오르막 주행 시 브레이크를 사용할 때 안정적으로 작동하는가?	⑤④③②①
		내리막 주행 시 보행기가 넘어질 위험 없이 안전한가?	⑤④③②①
		내리막 주행시 브레이크를 사용할 때 안정적으로 작동하는가?	⑤④③②①
		의자에 앉았을 때 넘어질 위험 없이 안전한가?	⑤④③②①
	위해 요소	보행 시 신체의 일부가 보행기에 의해 다칠 위험 없이 안전한가?	⑤④③②①
	의견		

조작 및 가능성 (6)	프레임	높이 조절하는 방식은 불편하지 않고 편리한가?	⑤④③②①
		프레임을 접고 펴는 방식은 불편하지 않고 편리한가?	⑤④③②①
	의자	의자를 접고 펴는 방식은 불편하지 않고 편리한가?	⑤④③②①
		의자의 크기는 사용하기에 효율적으로 만들어졌는가?	⑤④③②①
	바퀴	바퀴는 원하는 방향으로 효율적으로 조절가능한가?	⑤④③②①
	브레이크	브레이크를 잡는 방식은 불편하지 않고 편리한가?	⑤④③②①
	사용설명서	제품 사용 방법이 직관적이거나 설명서를 보고 혼자 따라할 수 있는가?	⑤④③②①
의견			
	휴대성	제품의 무게는 들고 이동하기에 적절한가?	⑤④③②①
	외형	키높이 조절 형태는 사용하기에 적절한가?	⑤④③②①
		손잡이의 형태는 잡고 끌기에 적절한가?	⑤④③②①
		손잡이와 브레이크 간의 너비는 사용하기에 편리한가?	⑤④③②①
		브레이크 형태는 사용하기에 편리한가?	⑤④③②①
	재질	손잡이 재질은 잡고 끌기에 적절한가?	⑤④③②①
		색상은 만족스러운가?	⑤④③②①
의견			

▸ 제품 평가 지표

- 사용성 평가 결과 세 영역(안전성, 조작 및 기능성, 편의성(만족도))의 결과가 모두 3.5 이상일 때 종합결과는 적합이다.
- 안전성 항목 중 1개 항목이라도 부적합(3.5 이하)일 경우 전체결과는 부적합으로 적용한다.
- 작업 수행 결과로 도출된 주요 개선사항을 사용 참여자와 관찰자의 의견으로 나누어 기재한다.
- 각 지표별 사용성 평가 결과에 대한 해석을 통해 결론을 도출한다.